Mujeres en forma

Mujeres en forma

El entrenamiento adecuado para cada etapa de tu vida

Alberto García Bataller

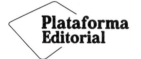

Plataforma
Editorial

Primera edición en esta colección: enero de 2022

© Alberto García Bataller, 2022
© del prólogo, Raquel Alcolea Díaz, 2022
© de la presente edición: Plataforma Editorial, 2022

Plataforma Editorial
c/ Muntaner, 269, entlo. 1.ª – 08021 Barcelona
Tel.: (+34) 93 494 79 99
www.plataformaeditorial.com
info@plataformaeditorial.com

Depósito legal: B 20400-2021
ISBN: 978-84-18582-76-9
IBIC: VX

Printed in Spain – Impreso en España

Infografías realizadas por Carmen Herrero Ansoleaga
Figuras de Irene Moya Chamorro

Diseño de cubierta y fotocomposición:
Grafime

El papel que se ha utilizado para imprimir este libro proviene
de explotaciones forestales controladas, donde se respetan
los valores ecológicos, sociales y el desarrollo sostenible del bosque.

Impresión:
Romanyà Valls
Capellades (Barcelona)

«La verdadera sabiduría no consiste en ver lo que está inmediatamente ante nuestros ojos, sino en prever lo que va a ocurrir.»

PUBLIO TERENCIO (194-159 a. C.)

Índice |

Prólogo |

Con un par... de ovarios

«¿Tú no has notado que unos meses te duele más la regla que otros?»... La primera vez que hablé con Alberto García-Bataller tuve una conversación más propia de una consulta al ginecólogo que de una entrevista al doctor en Ciencias de la Actividad Física y del Deporte que acababa de lanzar Gazella, una app de «running para mujeres». Fue a comienzos de 2019 y recuerdo haberme referido a este encuentro en más de una ocasión, tanto con mi familia y amigos como con otros periodistas, pues en aquel momento fui consciente de que la expresión «ovario chungo» con la que a veces bromeaba al referirme a mis reglas más dolorosas no era una invención ni una bobada, sino algo real, algo que le pasaba a muchas mujeres y que tiene base científica, pues no se sufren los mismos síntomas cuando se ovula con el ovario izquierdo que con el derecho. «La mayoría de las mujeres lo pasan peor con uno de los dos (unas con el izquierdo, otras con el derecho), pero esto no sucede de forma alterna cada mes, es decir, no se ovula un mes con uno y otro mes con otro. De hecho el orden en el que ovula cada ovario es com-

pletamente aleatorio y no se puede saber con antelación. Puedes estar ovulando con el mismo ovario un mes, dos, tres meses, un año o incluso más, por lo que el efecto de ese que llamas el ovario chungo es impredecible», desveló aquel día García-Bataller.

Aquella revelación me impactó, y lo cierto es que me sentí avergonzada de que me hubiera sorprendido tanto. ¿Por qué no me han hablado antes de esto? ¿Acaso formo parte de una generación en la que la menstruación sigue siendo tabú? ¿Se habla hoy en el colegio, en el instituto y en la universidad con más claridad y de forma más explícita sobre las fases de los ciclos menstruales que como se hacía veinte o treinta años atrás? ¿Son ahora más conscientes los profesionales del modo en el que pueden afectar las distintas fases del ciclo menstrual a la vida en general y al rendimiento deportivo en particular? Desde el punto de vista fisiológico la regla origina cambios físicos y anímicos que vienen determinados por las hormonas. Es algo real, evidente, contrastable y para algunas mujeres puede ser incluso limitante. Sin embargo aún es frecuente escuchar, tanto por boca de hombres como de mujeres, comentarios jocosos, anacrónicos y dañinos relacionados con este tema, ya sea por exceso, por defecto o por falta de conocimientos.

A pesar de ser uno de los fenómenos más naturales que se producen en el cuerpo de la mujer, la regla sigue rodeada de tabús y, tal como alerta el autor de este libro, esto es algo que también sucede en el ámbito de la actividad física profesional, pues rara vez las deportistas adaptan sus entrena-

mientos a las distintas fases de su ciclo menstrual. Y no solo eso, sino que a la hora de entrenar o de planificar las sesiones tampoco se tienen en cuenta las diferencias entre hombres y mujeres para hacer más efectivo el trabajo en cada caso. De hecho, como siempre ha comentado García-Bataller, apenas existen estudios específicos y con muestras representativas sobre el rendimiento deportivo femenino, ya que la práctica habitual siempre ha sido extrapolar los estudios realizados con hombres.

Uno de los estudios específicos reseñables es el que se inició antes de los Juegos Olímpicos de Londres 2012. Estos juegos, por cierto, fueron calificados como «los más femeninos de la historia olímpica (hasta la fecha)», pues al evento concurrieron atletas femeninas de todas las delegaciones, incluidas las de los países árabes. Antes de que se diera la cita olímpica de Londres se creó un grupo de investigación que se conoció como One team, one dream y que estudió algunas de las claves más representativas en torno al rendimiento deportivo de la mujer. A raíz de esas investigaciones se publicaron artículos que constataron que el ciclo menstrual era el principal elemento diferenciador del rendimiento deportivo del hombre y de la mujer.

Para García-Bataller resulta fundamental estudiar y reflejar con detalle este elemento diferenciador, no solo para marcar diferencias sustanciales en la planificación de los entrenamientos de una deportista de élite aprovechando los cambios físicos y anímicos de cada fase del ciclo, sino también para que cualquier mujer haga de su práctica deportiva

algo mucho más eficaz, saludable y agradable. Y eso es precisamente lo que consigue con cada uno de los capítulos de *Mujeres en forma*. Con un lenguaje claro y sencillo explica de forma didáctica por qué la práctica de ejercicio es vital para la salud de una mujer en todas las etapas de su vida; ayuda a desmontar tópicos sobre las diferencias entre hombres y mujeres a la hora de practicar deporte, aborda cómo nutrirse y ejercitarse eficazmente en cada una de las fases del ciclo menstrual y aporta consejos específicos en momentos cruciales como el embarazo y la menopausia. También dedica un capítulo completo a explicar cuáles son las lesiones femeninas más habituales (merece una atención especial la parte dedicada al ligamento cruzado anterior) y otro se centra en aportar claves para gestionar dolencias como el infarto, la fibromialgia o incluso el cáncer. Y para el final deja la guinda, esa que nos invita a iniciarnos en la práctica deportiva desde cero y que aporta consejos para empezar a correr y para preparar nuestra primera carrera.

Mujeres en forma es una obra necesaria y valiente que deberían leer tanto mujeres como hombres, especialmente los hombres que trabajan en el ámbito deportivo, pues solo entendiendo y aceptando las diferencias se puede hacer equipo y sumar talentos y virtudes. Y, además, me atrevo a decir, si el autor me lo permite, que esta publicación es el resultado de haber perfeccionado durante años su propio trabajo en equipo, ese que llevó a la triatleta Ana Burgos a la séptima posición de los Juegos Olímpicos de Atenas (2004), a ser campeona de Europa de triatlón y subcampeona del mun-

do de larga distancia en 2003, a lograr el subcampeonato de Europa en 2005 y a convertirse en campeona de Europa de duatlón en 2004, entre otras marcas. Hacer equipo es sumar fuerzas, aprendizajes y diferencias. O, lo que es lo mismo, echar un par... de ovarios. Pero no de los chungos, de los buenos.

RAQUEL ALCOLEA DÍAZ
Periodista y responsable de ABC Bienestar

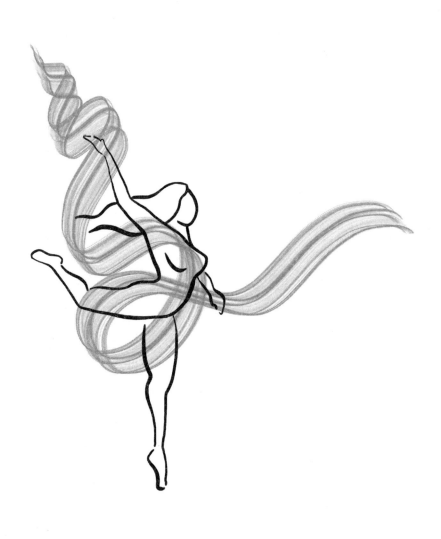

Introducción |

Por qué es bueno que hagas deporte

Cada vez más mujeres se acercan al deporte y al ejercicio físico, y es importante destacar que los beneficios de esta práctica repercuten muy positivamente en la salud, y que, además, son mayores en el caso de las mujeres que en el de los varones, sobre todo a partir de los 40 años.

Sin embargo, muy pocas veces se habla de las particularidades del ejercicio en relación con las mujeres.

Es decir, que hasta fechas muy recientes, de algún modo siempre se ha dado por hecho que la práctica del deporte, las recomendaciones, los consejos que tener en cuenta y también el modo de practicar un deporte en concreto podían realizarse de la misma manera por hombres y mujeres o, si acaso, tal vez disminuyendo la intensidad, el tiempo de dicha práctica en las mujeres o el número de ejercicios propuestos. Y poco más.

Es por eso, por esta creencia, que hasta fechas recientes las investigaciones que se han centrado en la práctica del deporte femenino han sido pocas. No se ha comenzado a estudiar hasta hace apenas unos pocos años cómo las dife-

rencias fisiológicas entre el cuerpo femenino y el masculino hacen que se requieran diferentes tipos de entrenamientos para hombres y mujeres y, debido a ello, durante décadas las mujeres que han querido ejercitarse, ya sea por afición o de forma profesional, han tenido que seguir entrenamientos inicialmente pensados y planteados por y para deportistas varones, que no tenían en cuenta las diferencias que existían entre el cuerpo y las capacidades femeninas y las masculinas.

Esto, como es lógico, ha acarreado, en el caso de todas estas mujeres, una pérdida de rendimiento y de potencial que, sin duda, ha lastrado a estas deportistas.

Pero, por suerte, aquí estamos ahora nosotros para poner remedio a este abandono histórico.

Hoy en día, por fortuna, a la hora de practicar deporte y ponerse en forma, también cuando se trata de plantear un entrenamiento de la intensidad que sea, desde el punto de vista de un gimnasio, de salir a correr o de pensar en competir al más alto nivel, no se duda de que existen particularidades propias del cuerpo masculino y del femenino que requieren ejercicios y planteamientos diferentes de los entrenamientos.

Así, desde este libro, vamos a ofrecerte un recorrido lo más detallado y ameno posible con la intención de guiarte en lo que tiene que ver con describir todo lo que debes saber para practicar deporte y ponerte en forma, siempre teniendo en cuenta tu edad, tu estado físico, tu nivel deportivo y, sí, celebrando también el hecho de que, enhorabuena: ¡eres mujer!

Tus amigas las hormonas tienen algo que decir sobre tu rendimiento deportivo

Desde el momento en que tienes la primera regla (llamada menarquia), las hormonas entran a formar parte de tu vida, que estará influida durante muchos, muchísimos años, por la producción hormonal.

Esto, como bien sabes, conlleva una serie de implicaciones que tienen que ver con la producción hormonal.

La producción hormonal es pulsátil. Esto quiere decir que en cada una de las fases del ciclo hormonal hay un determinado número de hormonas que se generan y que caracterizarán y determinarán las formas de asimilar tu entrenamiento o tu práctica deportiva. Además, también es posible que influyan o entrañen en mayor o menor medida aspectos emocionales.

Si hacemos un viaje por las distintas edades de la mujer y sus características, podemos dividir estas «etapas hormonales», básicamente, en cuatro:

Infancia

Podríamos decir que es la etapa que abarca todos los años de la niñez, hasta que aparece la menarquia o primera regla. Este es un momento que suele variar en cada caso, pero que en España se estima, de manera media, a los 12 años (con una oscilación de ±1 año habitualmente).

¿QUÉ PRÁCTICA DEPORTIVA SE RECOMIENDA REALIZAR DURANTE LA INFANCIA?

Bien, de lo que se trata sobre todo en estos años es de jugar, y se podría decir que para las niñas todo deporte es bueno y recomendable.

Pero sí es cierto que, a esta edad, es importantísimo que las niñas realicen ejercicios de carrera, saltos, caídas, golpes, etcétera. Este tipo de actividades son muy recomendables durante la infancia y **sirven para que el cartílago que recubre las articulaciones se endurezca y, por tanto, sea más difícil que aparezcan lesiones en la edad adulta**, como la condromalacia rotuliana, una lesión que se produce como consecuencia del roce del fémur con la cara interna de la rótula, y la erosión el cartílago de esta. Si no se realizan estas actividades a esta edad, existen más posibilidades de que, ya a los 15 o 16 años se empiecen a manifestar los síntomas de la condromalacia.

Menarquia

En nuestra latitud terráquea, la aparición de la menarquia o primera regla se da sobre los 12 años, año arriba, año abajo.

La menarquia marca la estatura que tendrán las niñas: si se atrasa, crecerán más, y si se adelanta, la estatura será menor.

Si la niña compite en deportes cíclicos, como la carrera, es posible que se retrase la menarquia y que tenga algo más de altura. Sin embargo, las variaciones en la aparición de la menarquia están relacionadas con diferentes trastornos:

diversos estudios demuestran que en algunos casos concretos una menarquia adelantada puede aumentar las posibilidades de tener cáncer de mama,[1] mientras que una menarquia retrasada puede favorecer el desarrollo de alzhéimer prematuro.[2]

Pero, principalmente, la aparición de la menarquia marca el inicio de la madurez de las niñas. Esto es, podríamos afirmar que comienza la pubertad, la época que da el pistoletazo de salida para la maduración sexual, y queda atrás la infancia.

Esto, en el ámbito deportivo, significa que las adolescentes pueden empezar a entrenar ciertas cualidades antes que los chicos, como la fuerza o la velocidad. Así, una chica de 13 años debería entrenarse como un chico de 15, ya que su madurez corporal así lo permite.

Existe una fase intermedia entre esta fase y la siguiente que abarca a las mujeres con edades comprendidas entre los 16 y 26 años. En esta etapa es muy importante que, si se practica deporte a un alto nivel o se entrena demasiado, NO SE PIERDA LA REGLA, lo que recibe el nombre de amenorrea (hablaremos de ello más adelante).

1. Kelsey, 1979.
2. Vázquez y cols., 2004.

¿POR QUÉ ES ESENCIAL QUE NO SE PRODUZCA LA AMENORREA?

Porque entre los 16 y los 26 años en el cuerpo femenino *se está produciendo el pico de masa ósea que será la cartilla de ahorro para prevenir y retrasar la osteoporosis a partir de los 60-65 años.* Cada vez que se pierde la regla por entrenar demasiado, esto se traduce en «no poner ahorros» en la cartilla de la masa ósea, lo que tendrá una clara consecuencia en la salud de la mujer adulta.

En 2014, un estudio hecho con las componentes del equipo junior de atletismo sueco demostró que el 67 % de las lesiones óseas y musculares producidas durante dos años se daba en mujeres que presentaban pérdida de regla.

Edad adulta, de 20 a 40 años

Esta es la fase en la que mejor te vas a encontrar, y esto incluye, también, la práctica de la actividad deportiva. Pero para que dicha práctica sea efectiva, agradable y con el mejor rendimiento posible, es preciso que seas consciente de las hormonas que se van produciendo en las distintas fases de tu ciclo menstrual.

LAS FASES DEL CICLO MENSTRUAL

- **Fase I: premenstrual, y fase II; menstrual**
  —En estas dos fases, y en relación con la práctica depor-

tiva, se recomienda descansar de manera activa, ya que la carga hormonal hará que se presente un mayor cansancio y que este mismo aparezca antes.

—También se percibirá acumulación de líquido por retención de sodio en los tejidos, aumento del apetito, etcétera.

—Lo mejor, si quieres seguir realizando ejercicio durante estas fases, es llevar a cabo actividades fáciles y de poca carga, tipo yoga, pilates o incluso nada, y que te dediques simplemente a descansar.

- **Fase III: folicular**
  —Es la fase que va desde el día 3 de regla hasta la ovulación. En un ciclo de una duración estándar de 28 días, tendría lugar, más o menos, sobre el día 12-14.

  —En esta fase folicular se generan principalmente estrógenos, por lo que es en la que más se puede entrenar o practicar ejercicio físico o deporte. Hay estudios que demuestran que es la mejor fase para asimilar sesiones de fuerza y velocidad. En esta fase la mujer puede hacer las series más intensas de carrera o de cuestas.

  —Hacia la ovulación (días 10 a 13), se genera uno de los estrógenos más potentes, el estradiol, que protege la musculatura en los trabajos excéntricos —es decir, en aquellos ejercicios de salto, o en bajada, o cuando un músculo tiene que frenar una acción anterior— y consigue que se genere menor daño muscular al realizarlos.

—Es el mejor momento también para hacer ejercicios de salto, comba, salto de vallas, etcétera. Habrá menos dolores musculares y agujetas.

—Y es, además, la fase en la que el índice insulínico está aumentando, por lo que es perfecta para consumir hidratos de carbono.

• **Fase IV: ovulación**

—En esta fase se debería bajar un poco el ritmo. Se producen aquellas hormonas que sirven para que, si el óvulo es fecundado, se implante; si eso no sucede, se desechará. A partir de aquí la temperatura corporal aumentará alrededor de un grado y aparecerá el cansancio antes.

Uno o dos días antes de la ovulación es imprescindible que se protejan las rodillas, ya que la acción del estrógeno y la aparición de otra hormona, la relaxina, hace que los ligamentos acumulen más líquido y pierdan tensión, por lo que resulta mucho más fácil sufrir una lesión de ligamento cruzado anterior (LCA).

¿Sabías que los LCA de las rodillas de las mujeres se rompen con mucha más facilidad que los de los hombres? Más adelante te explicaremos por qué.

- **Fase V: lútea**

  —En la fase lútea el estrógeno desciende y la progesterona toma el relevo. Esta fase es por eso ideal para hacer cargas de resistencia aeróbica, como carrera continua de baja intensidad pero larga duración.

  —En esta fase, además, el índice insulínico va bajando poco a poco, y es el metabolismo de la grasa el que gana en protagonismo.

  —En la fase lútea puede ocurrir que la mujer se quede **embarazada**, pero, si este es tu caso, no debes dejar de hacer ejercicio durante el primer trimestre. De hecho, si no hay contraindicación médica, se puede seguir realizando ejercicio durante todo el embarazo, aunque sí se debe procurar aumentar la hidratación y no sobrepasar el 80 % de la frecuencia cardíaca máxima (FCM).

  —En el *primer trimestre*, si ya acostumbrabas a realizar deporte con anterioridad, se pueden añadir los ejercicios de fuerza, sobre todo de espalda y de piernas, ya que serán las partes de tu cuerpo que más se resientan con el embarazo. También deberás trabajar el suelo pélvico, para una mejor y más pronta recuperación tras dar a luz.

  —En el *segundo trimestre* se pueden realizar ejercicios con elíptica y carrera en agua.

  —Para el *tercer trimestre*, lo más recomendable es hacer natación a fin de evitar dolores extra de espalda y de rodilla.

—Puede ser que no desees quedarte embarazada y por ello estés tomando **anticonceptivos hormonales.** En el día a día no se notará nada, pero en el plano deportivo los anticonceptivos te pueden provocar todos o algunos de estos síntomas: pérdida de resistencia o de fuerza, más cansancio, problemas respiratorios en esfuerzos máximos o que la frecuencia cardíaca sea menor. Asimismo, los anticonceptivos aumentan el estrés oxidativo, por lo que habría que aumentar, para contrarrestar este efecto, el consumo de antioxidantes.

Edad madura, de 45 en adelante

El principal reto en la edad madura es la aparición de la **menopausia**, que se caracteriza por la desaparición del estrógeno. La pérdida de esta hormona conlleva la pérdida de la protección cardiovascular, a la vez que se resiente la formación de hueso, aparecen los sofocos... Además, el estrógeno modula la zona de acumulación de grasa y, al desaparecer, pasará a formarse en el abdomen y no en la cadera como hasta ahora.

Para prevenir estos síntomas y aumentar la calidad de vida, es fundamental un ejercicio como la carrera, pues desarrolla y previene los problemas cardiovasculares.

Al ser un deporte de impacto, la carrera hará que la densidad ósea se vaya manteniendo debido al estrés que se genera en el hueso.

Otros ejercicios muy recomendables en esta etapa son el salto o el salto a la comba. Todo lo que someta a estrés al hueso hará más lenta su pérdida de densidad ósea.

Y, por supuesto, es fundamental la fuerza en el gimnasio, una práctica deportiva que resulta imprescindible en cualquier persona de más de 45 años y mucho más todavía en mujeres, sobre todo para que las vértebras y el fémur mantengan densidades óseas saludables.

¿En qué son diferentes los hombres y las mujeres a la hora de hacer deporte? Lo que se ve y lo que no se ve

Hoy en día resulta evidente que, debido a las diferencias que hay entre hombres y mujeres, es necesario un nuevo planteamiento a la hora de afrontar el entrenamiento de ambos .

Las principales diferencias se dan, como resulta evidente a simple vista en muchísimos casos, en los pesos, los tamaños y las estructuras corporales: en la edad adulta nos basta con observar los cuerpos de hombres y de mujeres para entender que, por lo general, las mujeres suelen tener menor estatura y peso, y también menor envergadura, aunque lo cierto es que todas estas diferencias son casi inexistentes hasta los 12 años, edad en la que se producen los cambios hormonales en la mujer.

Estas diferencias hacen comprensible y necesario que deba haber diferencias en el planteamiento y en los métodos

de entrenamiento y de ejercicio físico que se proponen a hombres y a mujeres: no debería aplicarse el mismo método para ambos ya que sus cuerpos son diferentes.

Sin embargo, es muy importante hacer hincapié también en lo que no se ve: aunque las diferencias más evidentes entre hombres y mujeres son corporales, de estructura y tamaño, también conviene destacar que existen otras diferencias cerebrales. Así, las mujeres presentan respecto a los hombres diferencias en el tamaño del hipotálamo, las amígdalas y otras estructuras cerebrales, aunque no en el funcionamiento.

> En los últimos tiempos se está estudiando que, tanto las dosis como los principios activos de medicaciones para enfermedades crónicas, como la diabetes o incluso la obesidad, deberían estar diferenciados por sexo, pues ya existen evidencias que indican que los efectos beneficiosos y secundarios son diferentes en hombres y mujeres.

Podemos centrar las diferencias entre hombres y mujeres, poniendo el foco en la práctica del deporte, en:

Diferencias estructurales

- **Movilidad articular:** la elasticidad llega a ser hasta un 10 % mayor en las mujeres que en los hombres. Esto es debido a una mayor movilidad articular y laxitud ligamentosa.

La cintura pélvica en la mujer es mayor, lo que le permite tener más movilidad en esta articulación y representa ciertas ventajas en aquellas actividades que necesitan de una alta movilidad en esta zona. Pero, por otra parte, también hace que el ángulo del fémur con la rodilla sea diferente al de los hombres, y este es uno de los muchos factores determinantes de la mayor incidencia de lesiones de rodilla en las mujeres.

- **Diferencias musculares:** además de un menor porcentaje de masa muscular, la mujer presenta menos testosterona, unas veinte veces menos que el hombre. Ahí estriba que puedan desarrollar menos fuerza que los varones. La mayor proporción de hormonas androgénicas, por su parte, hace que en las mujeres la grasa se acumule en mayor cantidad y en lugares distintos, como la cadera.

- **El esqueleto:** en el varón presenta mayores dimensiones, tanto de longitud como de diámetro, y en la mujer, además, presenta un mayor riesgo de disminución de densidad ósea por la pérdida de estrógenos, lo que deviene en osteoporosis.

- **Cintura pélvica:** en la mujer es más ancha que en el hombre, como ya se ha dicho, por lo que la colocación del fémur es distinta. Así, las mujeres tienen un apoyo monopodal más inestable —es decir, por ejemplo, a la hora de hacer ejercicios con un solo pie, como saltar a la pata coja o mantenerse en equilibrio en un solo pie—, y esto se traduce en ciertas dificultades a la hora de resultar eficaces en carrera y puede dar lugar a la aparición de lesiones

por estrés en la cadera y la tibia con más frecuencia que en el hombre.

- **Curvatura lumbar:** es mayor en la mujer, por lo que hay que tenerlo muy en cuenta a la hora de trabajar con sobrepesos y en la especificidad del trabajo abdominal.
- **Rodillas:** la articulación de la rodilla en las mujeres es más débil que en los hombres. Esto facilita que el ligamento cruzado anterior se dañe con más frecuencia y que sufran más fracturas por estrés en la tibia.
- **Diferencias pulmonares:** las mujeres presentan una capacidad pulmonar inferior, hasta un 10 % menor. Esto, unido a un menor contenido en hemoglobina, hace que el consumo máximo de oxígeno sea inferior respecto al hombre, lo que da lugar a que el rendimiento sea menor. Pero mucho ojo, eso *no debe entenderse en ningún caso* como una limitación para que la mujer no pueda desarrollar cualquier tipo de actividad deportiva. Es, simplemente, la constatación de que los ejercicios, los entrenamientos y los planteamientos deportivos han de adaptarse a las diferencias existentes entre el organismo y la capacidad masculina y femenina.
- **Diferencias cardiovasculares:** las mujeres tienen un corazón más pequeño y menor volumen sistólico, además de una concentración menor de hemoglobina y número de hematíes, lo que hace que su transporte de oxígeno sea menos efectivo. Sin embargo, en las edades juveniles, en donde apenas se evidencian diferencias de rendimiento cardiovascular entre hombres y mujeres, no es necesario bajar las intensidades de ellas respecto a ellos.

- **Diferencias del sistema nervioso**: el control neuromuscular es diferente entre hombres y mujeres, y este es otro de los factores que influyen en las mayores prestaciones de fuerza por parte de ellos.[3]
- **Diferencias de equilibrio**: la situación del centro de gravedad en la mujer es un 6 % más baja que en el hombre, lo que le permite estar mejor predispuesta para actividades en las que el equilibrio es fundamental.

Diferencias metabólicas

- **Sudoración**: las mujeres presentan una menor capacidad para producir gran cantidad de sudor. Su capacidad para refrigerar la piel es más lenta y menos eficaz, lo cual aporta una ventaja: menos deshidratación; y una desventaja: menor capacidad de enfriamiento en ejercicio con calor.
- **Gasto metabólico**: en la mujer es menor. Una mujer joven necesita diariamente unas 1300 calorías, mientras que hombre estaría rondando las 1700 calorías.
- **La grasa**: las mujeres presentan un porcentaje de grasa superior al del hombre. Debido a la acción de los estrógenos, la grasa se acumula en zonas diferentes: ellas, en la cadera; ellos, en el abdomen. Esta diferencia marca un factor diferenciador en la salud: la grasa que se acumula

---

3. Karlsoon y Jacobs determinaron que las mujeres presentaban un mayor porcentaje de fibras rápidas, pero las enzimas relacionadas con la contractibilidad y la gluconeogénesis son menores. Por eso, esa mayor proporción no se refleja en el rendimiento.

en el abdomen acelera la aparición de dolencias como la diabetes tipo II. En las mujeres, hasta la menopausia, la grasa que se acumula en la cadera, lo que, además de ser más saludable, ayuda a las mujeres a mantener una posición más estable en la superficie del agua.

Se ha demostrado[4] que la mujer utiliza más la grasa como sustrato energético a velocidades de desplazamiento bajas —es decir, esas en las que puedes hablar sin problema— y a intensidades mayores que el hombre. Por ello, las intensidades de trabajo aeróbico deben ser mayores en la mujer.

También se ha estudiado[5] cómo las mujeres pueden ser más eficientes en el uso del metabolismo de la grasa debido a la acción del 17 Beta estradiol sobre la disminución del metabolismo de los hidratos y de los aminoácidos.

El 17 Beta estradiol es una hormona esteroidea sexual femenina. Se realizó un experimento administrando elevados niveles de 17 Beta estradiol a hombres y se observó que estos disminuían la tasa de oxidación de los hidratos o de los aminoácidos. Pero lo que sucede es que los niveles de 17 B estradiol en el caso de las mujeres no son estables, sino que alcanzan su máxima expresión en los días previos a la ovulación, por lo que, si tenemos esto en cuenta de cara a la práctica deportiva, lo lógico sería concentrar los entrenamientos de alta intensidad y fuerza

4. Chevierre y cols., 2009.
5. Tarnoplosky, 2008.

en momentos cercanos a esta fase, y dejar los más largos a partir de la ovulación, cuando la bajada de los niveles hace más eficaz el metabolismo de la grasa.

Todo esto se resume en una idea básica: que habría que tener en cuenta también la nutrición en relación con las diferentes fases del ciclo menstrual.

Si hablamos de deportes y proporción de grasa corporal, es en el culturismo y ciclismo donde los sujetos participantes de ambos sexos presentan una menor diferencia, 4,4 y 6,6 %. Al otro lado, el baloncesto (11,5 %) y la natación (12,7 %) presentan las mayores diferencias.

Todos los factores estudiados explican las diferencias de rendimiento que se dan en diversos deportes entre hombres y mujeres.

Según de qué deporte se trate, las diferencias de rendimiento entre hombres y mujeres, a partir de sus distintas características físicas, pueden resultar mayores o menores.

Así, por ejemplo, la natación es un deporte que se beneficia de la menor necesidad de fuerza absoluta y de la ayuda de la grasa en la posición corporal en el agua, y gracias a estos dos factores es el deporte en el que se observa una menor diferencia de rendimiento entre hombres y mujeres. Sí que siguen existiendo, no obstante, diferencias que hacen que el rendimiento de los hombres sea mayor que el de las mujeres,

y que se deben a factores como el menor consumo de oxígeno y la menor cantidad de hemoglobina, hematíes, hierro y ferritina, pero, por ejemplo, estas diferencias se ven acrecentadas de un modo muy evidente en el atletismo, donde la flotabilidad no ayuda a minimizar las diferencias.

En los deportes en los que se desarrolla un gesto de alta explosividad hay diferencias todavía mayores, debido a la testosterona y a la mayor masa muscular de los hombres sobre la mujer.

En los deportes de resistencia, en cambio, la fuerza es menos importante, y las mujeres son más eficientes en la utilización de la grasa como sustrato energético. Esto hace que los niveles de rendimiento sean más parejos cuanta más larga sea la distancia que hay que recorrer. Las diferencias entre hombres y mujeres se ven influidas por la práctica deportiva, que hace que la cantidad de grasa disminuya. Sin embargo, esta práctica no tiene casi influencia en su distribución corporal.

A modo de resumen, convendría señalar que **las mujeres presentan mayor porcentaje de grasa y zonas de acumulación diferentes y regidas por el estrógeno.**

También se sabe que, hasta alcanzar la menopausia, las mujeres presentan una mayor concentración de HDL —colesterol bueno—, por lo que los riesgos cardiovasculares son menores. Esta proteína es la encargada de transportar la grasa hacia el hígado y evita de esta manera que se acumule en las paredes de las arterias y, por consiguiente, se produzca la arterioesclerosis.

De todas las diferencias estudiadas, hay algunas que mejoran (es decir, que se atenúan en relación con los hombres) con el entrenamiento:

—disminución de la frecuencia cardíaca,
—disminución de la frecuencia respiratoria,
—aumento de la capacidad vital,
—aumento del consumo máximo de oxígeno y
—aumento del gasto cardíaco-volumen sistólico.

En todo caso, lo que es evidente es que, desde el momento en que se produce la pubertad, los cambios que se dan en la proporción de testosterona hacen que en el cuerpo femenino se produzcan cambios con respecto al hombre que se mantendrán ya hasta el final de la vida.

También, por otra parte, es un hecho que la falta de investigación detallada sobre aspectos generales y específicos de la mujer hace que, en muchas ocasiones, se trasladen a las mujeres los resultados obtenidos en estudios realizados sobre hombres. Grave, enorme error: si ya son evidentes y están comprobadas las diferencias de los efectos de los medicamentos utilizados en enfermedades crónicas como la diabetes o el síndrome metabólico, deberíamos pensar en tener en cuenta estas diferencias en todos los aspectos de la vida, como bien han señalado diversos estudios.[6]

6. Mauvais-Jarvis, 2015.

RESUMEN INTRODUCCIÓN

Etapas vitales de la mujer

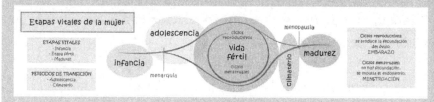

ETAPAS VITALES
- Infancia
- Etapa fértil
- Madurez

PERIODOS DE TRANSICIÓN
- Adolescencia
- Climaterio

adolescencia

infancia

menarquia

ciclos reproductivos

vida fértil

ciclos menstruales

menopausia

climaterio

madurez

Ciclos reproductivos: se produce la fecundación del óvulo: EMBARAZO

Ciclos menstruales: no hay fecundación, se expulsa el endometrio: MENSTRUACIÓN

Diferencias Mujer - Hombre   * Inexistentes hasta los 12 años

Diferencias estructurales

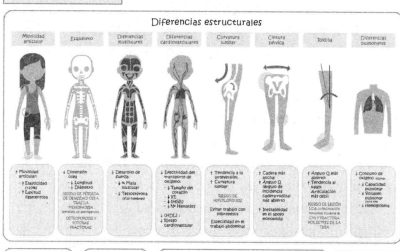

Movilidad articular	Esqueleto	Diferencias musculares	Diferencias cardiovasculares	Curvatura lumbar	Cintura pélvica	Rodilla	Diferencias pulmonares
↑ Movilidad articular: - ↑ Elasticidad ósea - ↑ Laxitud ligamentosa	↓ Dimensión ósea - ↓ Longitud - ↓ Diámetro RIESGO DE PÉRDIDA DE DENSIDAD ÓSEA TRAS LA MENOPAUSIA (pérdida de estrógenos) OSTEOPOROSIS Y ROTURAS/FRACTURAS	↓ Desarollo de fuerza: - ↓ % Masa muscular - ↓ Testosterona (1/10 hombres)	↓ Efectividad del transporte de oxígeno: - ↓ Tamaño del corazón - ↓ VS - ↓ (HGB) - ↓ Nº Hematíes ↓ (HDL)↓ ↓ Riesgo cardiovascular	↑ Tendencia a la anteversión: ↑ Curvatura lumbar RIESGO DE HIPERLORDOSIS Evitar trabajo con sobrepesos Especidad en el trabajo abdominal	↑ Cadera más ancha: ↑ Ángulo Q (ángulo de incidencia cadera-rodilla más abierto) ↑ Inestabilidad en el apoyo monopodal	↑ Ángulo Q más abierto: ↑ Tendencia al valgo. Articulación más débil RIESGO DE LESIÓN LCA La articulación aumenta durante la CM Y FRACTURA POR ESTRÉS DE LA TIBIA	↓ Consumo de oxígeno (VO2m): - ↓ Capacidad pulmonar - ↓ Volumen pulmonar (zona roja) - ↓ Hemoglobina

Diferencias del sistema nervioso

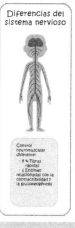

Control neuromuscular diferente:
- ↑ % fibras rápidas
- ↑ Enzimas relacionadas con la contractibilidad y la gluconeogénesis

Diferencias de equilibrio

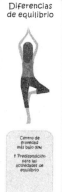

Centro de gravedad más bajo (6%)
↑ Predisposición para las actividades de equilibrio

Diferencias metabólicas

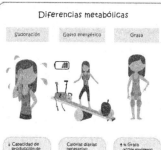

Sudoración | Gasto energético | Grasa

↓ Capacidad de producción de gran cantidad de sudor y más tardía:
- ↓ Deshidratación
- ↓ Capacidad de enfriamiento en ejercicio en condiciones de calor

Calorías diarias necesarias:
♀ ≈ 1300 KCAL
♂ ≈ 1700 KCAL

↑ % Grasa (acción estrogénica)
♀ Cadera/muslos
♂ Abdomen/músculos

Las mujeres utilizan la grasa en mayor medida y a intensidades más altas que los hombres

DIFERENCIAS QUE MEJORAN CON EL ENTRENAMIENTO:

- ↓ Frecuencia cardíaca
- ↑ Gasto cardíaco y Volumen sistólico
- ↓ Frecuencia respiratoria
- ↑ Consumo máximo de oxígeno VO2Max
- ↑ Capacidad Vital

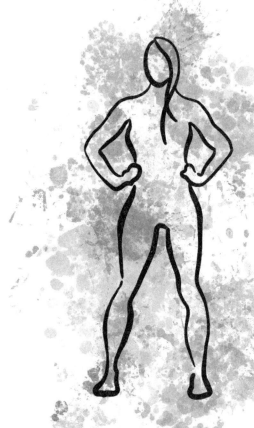

1.
Tu ciclo menstrual

La regla existe, también si haces deporte

A lo largo de los años, la participación de la mujer en la práctica deportiva ha aumentado hasta casi alcanzar la paridad. El clima social también ha cambiado, y ya casi nadie niega que existan diferencias entre hombres y mujeres a la hora de desarrollar un deporte. Sin embargo, todavía queda mucho camino para llegar a diferenciar claramente el entrenamiento de la mujer y del hombre.

Tener en cuenta el ciclo menstrual en el entrenamiento de la mujer es tan importante y necesario que no podemos ni debemos seguir dejando de lado esta realidad. Por la salud femenina y, también, por la mejora del rendimiento. No es ya una cuestión de la tan reclamada igualdad; es un aspecto ligado a la ética profesional de los responsables de la preparación de todas y cada una de las mujeres que practican o desean practicar deporte y ponerse en forma.

Como ya hemos dicho, una de las principales diferencias es que la mujer es hormonalmente pulsátil. Esto quiere decir que,

durante un período de tiempo, hay una hormona que es preponderante sobre las otras y, a partir de un momento, esta proporción cambia y se repite de forma cíclica durante unos treinta o treinta y cinco años. Es lo que conocemos como ciclo menstrual.

La menstruación es parte de este ciclo y su objetivo es ayudar a tu cuerpo a prepararse todos los meses para un eventual embarazo. Aunque la media de la duración del ciclo menstrual es de veintiocho días, solo el 10 o el 15 % de los ciclos normales tienen esa duración. El rango normal para un ciclo ovulatorio puede abarcar entre los veinte y los cuarenta días. La variación máxima de los intervalos intermenstruales se produce generalmente en los años que siguen a la menarquia y en los que preceden a la menopausia, cuando son más comunes los ciclos anovulatorios, es decir, los ciclos menstruales en los que no se produce ovulación.

La reina de los tabúes

A pesar de ser absolutamente natural y tan antigua como la humanidad, la menstruación siempre ha estado, y todavía continúa así hoy en día para no pocas personas, rodeada de prejuicios, tabúes y leyendas. Y todas ellas negativas, claro.

Estos prejuicios han tildado al ciclo menstrual de sucio y casi de un acto de brujería. Ya en la Biblia, en el libro del Levítico (Mateo 15, 19-33) se expresa de manera clara que todo aquel que tuviera contacto con la mujer impura —es decir, que estuviera menstruando— quedaba manchado,

maldito y un largo etcétera y, en la Edad Media, no se les permitía el acceso a la iglesia en esos días.

Pero la realidad es que en la actualidad no manifestamos ideas menos absurdas. No son pocas las supersticiones todavía vigentes que nos dicen que a la mujer que está menstruando le salen manchas en la piel; que, si se baña, se le corta el ciclo, o, incluso, que no puede cocinar si tiene la regla porque, sin ir más lejos, ¡se le corta la mahonesa!

La realidad es que el único modo de vencer estos tabúes es con un arma imbatible: la información.

Hablando con claridad, explicando, detallando y aportando datos, podremos no solo poner fin a todos los tabúes en torno a la regla, sino, y sobre todo, llevar a cabo una labor de concienciación sobre lo importante que es, para las mujeres, conocer su propio cuerpo y su funcionamiento.

¿Qué es el ciclo menstrual?

El ciclo menstrual es un proceso totalmente natural que se controla desde el cerebro (concretamente desde el hipotálamo, la hipófisis y la glándula pituitaria) y también en las estructuras propias del aparato reproductor femenino (el útero y cuello uterino, los ovarios, las trompas de Falopio y la vagina). A lo largo del ciclo menstrual las hormonas suben y bajan de nivel durante el mes, lo que da lugar a dicho ciclo, durante el cual los ovarios generan dos hormonas femeninas importantes: el estrógeno y la progesterona. Pero no son

las únicas hormonas que intervienen en el ciclo menstrual. Otras hormonas que también forman parte de este son la hormona foliculoestimulante (FSH) y la hormona luteinizante (LH), generadas por la glándula pituitaria.

El inicio de todo: la menarquia

La menarquia, como ya avanzamos en la Introducción, es el nombre que recibe el momento en el que aparece la primera regla. Con ella comienza el período fértil de la mujer. En España se produce sobre los 12 años, más o menos. La menopausia, que se da sobre los 50 años, es el final de esa fase en la que la reproducción era el principal objetivo.

La menarquia está directamente relacionada con el crecimiento: a partir de su aparición el crecimiento se ralentiza, y, si la regla aparece más tarde, la mujer crecerá más.

El inicio de la menarquia también puede depender de la práctica deportiva: en algunas ocasiones, el entrenamiento intenso dirigido a la competición puede ocasionar un retraso en la aparición de la menarquia. Sin embargo, según los estudios, esto no tiene incidencia en la salud posterior cuando crezca, aunque sí están documentadas mayores posibilidades de sufrir lesiones óseas, como fracturas por estrés.

Otros estudios[7] también señalan que un retraso en la menarquia se podría relacionar con los episodios posteriores

7. Gutiérrez, 2000.

de amenorrea que se producen en las edades jóvenes por la práctica deportiva o por desórdenes alimenticios, y aunque habrá que hacer más estudios, hay asimismo otros autores[8] que relacionan la aparición más tardía de la regla con el alzhéimer, y su adelanto, con mayores posibilidades de padecer un cáncer de mama.

Lo que sí marca la aparición de la regla es un cambio en las capacidades de la mujer, por lo que, si así lo desea, puede empezar a entrenar y a desarrollar determinadas cualidades físicas antes que el hombre.

Se han hecho múltiples investigaciones sobre la edad de comienzo en el deporte y la menarquia. Algunos estudios[9] señalan que las gimnastas con mayores éxitos deportivos son aquellas que iniciaron su ciclo menstrual después de los 17 años. Otros[10] establecen que la realización de actividad física intensa provoca retrasos en la aparición de la regla, aunque sin efectos sobre la salud futura. No tiene los mismos efectos para la salud de la mujer la amenorrea, más grave, que la menarquia tardía.

Hay múltiples estudios[11] que relacionan el tamaño corporal de la niña con la aparición de la menarquia. Por su parte, deportes que necesitan determinadas características físicas de las niñas, como bajo peso, extremidades largas y

8. Vázquez, 2004.
9. Mendizábal, 2000.
10. Marina, 1995.
11. Jackson, 2003; Wilmore y Costill, 1994.

maduración retrasada, presentan, generalmente, un retraso en la edad de menarquia. Sin embargo, otros autores[12] hablan de los caracteres masculinos de la niña (hiperandrogenia) como característica causante del retraso de la menarquia y de su estabilización más tardía.

En un estudio realizado por los servicios médicos de la Federación Española de Triatlón se establecía que en mujeres adultas los valores de grasa por debajo del 10% estaban directamente relacionados con la amenorrea: si se pierde grasa y aumenta la masa muscular, se altera el equilibrio entre estrógenos y andrógenos y se producen cambios en el ciclo menstrual. En un trabajo hecho sobre deportistas rusas se observa cómo los diferentes deportes presentan edades distintas de menarquia y, a su vez, con respecto a niñas que no hacen deporte. En las deportistas es más tardía. Además, se constata que los primeros caracteres sexuales que se desarrollan en las deportistas no es el aumento de las mamas, sino la aparición de vello púbico.

Por tanto, no carece de lógica establecer una relación entre el bajo peso, el poco porcentaje de grasa y las cargas de entrenamiento altas, y las alteraciones en el ciclo menstrual y la amenorrea.[13] También la aparición de la regla se somete a estos parámetros.

12. Soboleva, 1999; Kotsan, 2002.
13. Lordanskaia, 1999.

Otro parámetro que se debe tener en cuenta es el «grado de feminidad», y también está clara la influencia de la carga de entrenamiento.

El ciclo menstrual

Lo que normalmente conocemos como ciclo menstrual en realidad es solo una parte de él, la que se refiere al ciclo ovárico. Hay otro ciclo, el uterino, más largo, de unos noventa días. Es en este ciclo menstrual en el que se produce un cambio cíclico en la preponderancia de una u otra hormona.

Fases del ciclo menstrual

Basándonos en los acontecimientos endocrinos, el ciclo menstrual se puede dividir en cuatro fases. Si el óvulo liberado no ha sido fertilizado, se produce la menstruación:

1. **Fase folicular o posmenstrual:** depende de la velocidad de crecimiento de los folículos ováricos y varía en cada mujer. Con una duración media de 15,4 días y una variación de +2,5 días, tiene lugar durante la primera mitad del ciclo menstrual: los niveles de estrógeno aumentan y hacen que el recubrimiento del útero crezca y se ensanche. Como resultado de la hormona foliculoestimulante, un óvulo empieza a madurar en uno de los ovarios.
2. **Fase ovulatoria:** tiene lugar alrededor del día 14 de un ciclo típico de 28 días. En esta fase se produce un aumento

en la hormona luteinizante que hace que el óvulo abandone el ovario. Esto se llama «ovulación». Durante un período de más o menos 36 horas este óvulo podrá ser fecundado.

3. **Fase lútea:** depende de la vida útil del cuerpo lúteo y es menos variable que la folicular. Dura unos 13,6 días, con una variación de +1,2 días. Tiene lugar durante la segunda mitad del ciclo menstrual: el óvulo comienza a desplazarse a través de la trompa de Falopio hacia el útero. En esta fase aumentan los niveles de progesterona, lo que ayuda a preparar el recubrimiento del útero para el embarazo. Si un espermatozoide fertiliza el óvulo y este se adhiere a la pared del útero, la mujer queda embarazada. Si no es fertilizado, el óvulo se disuelve o es absorbido por el cuerpo. Al no producirse el embarazo, los niveles de estrógeno y progesterona decrecen y el recubrimiento ensanchado del útero es liberado durante el período menstrual.

4. **Fase menstrual o menstruación:** la menstruación es la pérdida de sangre por vía vaginal debido a la descamación del endometrio. Se produce con un intervalo aproximado de un mes y tiene lugar todos los meses durante la vida reproductiva de una mujer, con la excepción de los períodos de embarazo. Esta pérdida sanguinolenta se denomina «período» o «flujo menstrual» y se da al liberarse el recubrimiento ensanchado del útero, que se expulsa acompañado de sangre adicional a través del canal vaginal.

La menstruación de una mujer puede no ser igual todos los meses ni ser igual a la de otras mujeres. Los

factores que hacen que varíe pueden deberse a infinidad de factores que tienen que ver con todo tipo de causas. Los períodos pueden ser leves, moderados o abundantes, y su duración también varía. Aunque la mayoría de los períodos menstruales duran entre 3 y 5 días, los períodos que duran entre 2 y 7 días son considerados normales. Durante los primeros años desde la menarquia los períodos pueden ser muy irregulares. También pueden volverse irregulares a medida que una mujer se acerca a la menopausia. A veces se recetan píldoras anticonceptivas en casos de períodos irregulares u otros problemas del ciclo menstrual porque su toma ayuda a regular la menstruación.

La pérdida sanguínea es de unos 130 ml por ciclo, con un rango desde 13 a 300 ml, y es generalmente más copiosa el segundo día.

En algunas ocasiones se habla de una quinta fase para referirse a los días de prerregla, en los que se suele desarrollar lo que conocemos como «síndrome premenstrual», caracterizado por diversas molestias que van desde los dolores abdominales o de cabeza a la sensación de vómito, mareo y un largo etcétera, que en ocasiones puede obligar a la mujer a guardar reposo.

Todo el ciclo menstrual está regulado por el eje hipotálamo-hipófisis-ovario-útero. Hay dos tipos de información entre estas glándulas:

Ciclo menstrual

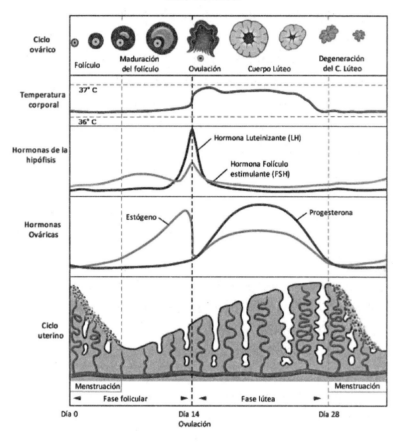

Figura 1. Ciclo menstrual

- Lo que se conoce como *feedback* **positivo**, en el que una glándula segrega una hormona que estimula otra glándula, para que segregue otra hormona que estimule la primera glándula.
- Y el *feedback* **negativo**, que se genera en una hormona

que estimula otra glándula para que segregue una hormona que inhiba la primera glándula.

Alteraciones del ciclo menstrual

Oligomenorrea

*   La oligomenorrea es la duración más larga de lo normal del ciclo menstrual, con ciclos regulares o irregulares con una duración de 36 a 90 días.
*   La recomendación de los ginecólogos es que si dos ciclos seguidos duran más de 40 días o menos de 20, se acuda a visitarlos.
*   La oligomenorrea se suele producir con más frecuencia cercana a la menarquia, en la que se suelen dar ciclos anovulatorios. En España se sitúa en el 37 % en los dos primeros años después de la menarquia.
*   En la mayoría de las ocasiones la oligomenorrea se da como consecuencia del alargamiento de la fase folicular, ya que, una vez acabado un ciclo, no se pone en marcha una nueva maduración de un folículo.

Dismenorrea

*   La dismenorrea es una menstruación dolorosa, sobre todo en la zona abdominal, con características de cólico.
*   La **dismenorrea primaria** se da en las mujeres en los dos primeros años después de la menarquia.
*   La **dismenorrea secundaria** se da en las mujeres adultas,

normalmente a partir de los 30 años, y se asocia a dolencias como la endometriosis o los fibromas uterinos.

- La dismenorrea se clasifica, según las molestias que se sufren, en:
  —**Grado 0**: menstruación no dolorosa, que no impide la vida diaria normal.
  —**Grado 1**: menstruación dolorosa en ocasiones, que raramente obliga a cambiar la vida normal.
  —**Grado 2**: menstruación que afecta a la actividad diaria, y es necesaria la ayuda de analgésicos para llevar vida normal.
  —**Grado 3**: menstruación que claramente afecta a la actividad diaria, con cefalea, fatiga, vómitos, diarrea y dolor severo.
  —**Grado 4**: menstruación en la que náuseas, vómitos y alucinaciones se suman a los síntomas anteriores.

Amenorrea

- La amenorrea o ausencia de menstruación es la más numerosa de las alteraciones del ciclo menstrual y también la que puede tener mayores efectos negativos en la futura salud de la mujer.

Hay múltiples ejemplos de mujeres deportistas en las que aumenta la posibilidad de lesión ósea, o incluso con la posibilidad de padecer osteoporosis a los 20 o 30 años. Este fue el caso de la

atleta inglesa Bobby Clay, campeona júnior de 1500 m: no tuvo nunca la regla y, a los 20 años, ante una fractura del pie que se hizo nadando, fue diagnosticada de osteoporosis.

La amenorrea se puede producir por varias causas:

- **Amenorrea primaria:** cuando con 14 años la menarquia no aparece y se acompaña de la falta de desarrollo de caracteres sexuales secundarios, o, si es a los 16, con estos desarrollados de manera normal.
- **Amenorrea secundaria:** se produce la falta de menstruación durante seis meses o más, aunque en algunos estudios relacionados con deportistas de alto rendimiento se tiene en cuenta la falta de 90 días seguidos. Diferente es que haya un sangrado escaso o haya intervalos prolongados de ausencia entre 30 y 90 días.

Las causas pueden ser muy variadas: la principal causa de esta amenorrea son los desórdenes alimenticios, como la anorexia o la bulimia, y se da principalmente en las adolescentes; otra causa pueden ser los esfuerzos realizados por las deportistas de alto rendimiento. Todo esto puede conformar lo que se conoce como tríada de la deportista, que se tratará más adelante.

Otras posibles causas de la amenorrea pueden ser el estrés, el aumento de la prolactina, el síndrome de ovario poliquístico (SOP) cuando este se asocia con problemas

metabólicos, como hipotiroidismo, sobrepeso, bajo peso o diabetes *mellitus.* Por último, también puede ser debida a un fallo ovárico.

El tratamiento variará en función del origen. En la hipotalámica se tratará con anticonceptivos o con estrógeno más gestágeno.

Este tipo de amenorrea es relativamente frecuente en atletas, y no hay una única causa que la desencadene. Un porcentaje de grasa corporal muy bajo es uno de los factores más relacionados. Las atletas que mantienen durante largos períodos una ausencia de menstruación tienen más riesgo de padecer osteoporosis en el futuro.

Recientemente se han publicado los resultados de un estudio[14] en el que los investigadores valoraron la prevalencia de amenorrea en atletas y su posible relación con una mayor incidencia de lesiones. Participaron en él 149 atletas de élite suecas que fueron estudiadas durante 52 semanas. Los resultados mostraron que 37 de ellas (el 25 %) refirieron historia de amenorrea, y fueron estas corredoras las que tuvieron una más alta incidencia lesional: un 66 % tuvo alguna lesión en el período de estudio.

14. Rost y cols., 2014; Br J Sport Med, vol. 48, pág. 655.

Conviene recordar, además, la importancia que tiene la amenorrea en la salud del futuro de la mujer por el posible déficit en el pico de masa ósea que se pueda generar.

No podemos dejar de mencionar este otro tipo de amenorrea directamente ligada con el deporte de alto nivel: la **Amenorrea Asociada al Ejercicio** también se conoce por sus siglas, AAE, y se trata de un tipo de amenorrea que suele relacionarse con bajos niveles de estrógeno y que se produce mucho más en mujeres que realizan deporte con entrenamiento de carga alta.

TRÍADA DE LA DEPORTISTA

La tríada de la deportista, que acabamos de citar, se compone de **amenorrea + osteoporosis + alteraciones en la conducta alimenticia**, y puede conllevar desde bajo rendimiento deportivo a mayor índice de lesiones óseas y trastornos psicológicos.

En la base de la aparición de esta tríada está la elevada carga de entrenamiento y se da más en aquellas prácticas deportivas en las que el control exhaustivo del peso se convierte en una de las variables del rendimiento en competición, con especial importancia en aquellas actividades cuyas categorías de competición se establecen a través del peso corporal.

La evolución de la tríada en sus diferentes facetas es:

* Densidad mineral ósea óptima hacia la osteoporosis como consecuencia de la bajada de dicha densidad.

- De ciclos menstruales normales a la desaparición de la menstruación, que llega a provocar incluso una disfunción del hipotálamo.
- De niveles de energía calórica óptimos a baja energía y alto déficit calórico como consecuencia de la baja ingesta calórica, lo que puede llevar a la mujer a padecer desórdenes alimenticios severos.

FACTORES DESENCADENANTES DE LA AMENORREA

Los factores desencadenantes tanto del tipo de amenorrea secundaria como de la Amenorrea Asociada al Ejercicio son:

- **Estrés psicológico y emocional**: cambios de estilo de vida, muerte de un familiar, exámenes, competiciones de alto nivel...[15]
- **Porcentaje de grasa**: por debajo de determinados valores se puede producir amenorrea. La recomendación general dada por los servicios médicos de la Federación Española de Triatlón es no bajar de un 10 % de grasa corporal.
- **La excesiva carga de entrenamiento**
- **Déficit calórico**

CONSECUENCIAS DE LA AMENORREA

Como ya se ha dicho, la principal consecuencia de la amenorrea o de la Amenorrea Asociada al Ejercicio es la posibilidad de padecer osteoporosis a edades tempranas. Para

15. Wentz, 1977.

el diagnóstico de la osteoporosis en edades comprendidas entre los 15 y los 19 años se requiere que la paciente haya sufrido alguna fractura clínicamente significativa y una baja densidad mineral ósea o un peso más bajo de lo habitual en su edad.

Las fracturas significativas en el ámbito clínico deben cumplir alguna de estas características:

- rotura de un hueso largo de las piernas,
- fractura vertebral por compresión, o
- dos o más fracturas óseas en huesos largos de los brazos.

En una pequeña encuesta realizada entre deportistas del Centro de Alto Rendimiento de Madrid y la FCAFyD (INEF) de Madrid[16] se destaca que el 49,6 % de las encuestadas decía haber padecido amenorrea en algún momento de su vida; el 30 % lo achacaba a la carga de entrenamiento deportivo, y el 49 % al estrés provocado por la vida en general, los estudios o las competiciones. Esta misma encuesta revelaba que el 39 % decía no saber qué era la amenorrea, y que el 66 % no tenía en cuenta su ciclo menstrual para plantear los entrenamientos; solo el 20 % de los entrenadores lo hacía.

16. Moya, 2019.

Conoce tus hormonas

Las hormonas fueron descubiertas por el fisiólogo inglés William Bayliss en 1905. Existen varios tipos de hormonas:

- **Derivadas de los aminoácidos:** las **catecolaminas** y la **tiroxina** se derivan de los aminoácidos **tirosina** y **triptófano**.
- **Hormonas peptídicas:** están constituidas por cadenas de aminoácidos, bien oligopeptídicos, como la **vasopresina**, o **polipeptídicos**, como la **hormona del crecimiento**. Este tipo de hormona no puede superar la membrana celular, por lo que sus receptores se encuentran en la membrana exterior de la célula diana a la que deben controlar.
- **Hormonas lipídicas:** son esteroides como la **testosterona**, o **eicosanoides**, como las **prostaglandinas**. Dadas sus características lipídicas, pueden atravesar la membrana celular y, por ello, sus receptores se encuentran en el interior de la célula a la que van a estimular o inhibir.

Las principales hormonas relacionadas con el ciclo menstrual pueden ser de dos tipos según dónde se produzcan:

En el eje hipotálamo-hipófisis se producen la GnRH, FSH y LH.

- **GnRH:** es una hormona producida en el hipotálamo y su función es estimular y liberar gonadotrofinas: FSH y LH.
- **FSH:** es una hormona foliculoestimulante activa en el ovario que favorece la maduración de ovocitos, además

de estimular la producción de inhibina. El estudio de esta hormona en mujeres se hace para ayudar a diagnosticar la menopausia, el ovario poliquístico, el sangrado anormal o incluso la esterilidad.

- LH: hormona luteinizante, controla la maduración de los folículos, la ovulación, la iniciación del cuerpo lúteo y la estimulación de producción de progesterona.

En el ovario se producen los estrógenos, la progesterona, la relaxina y la inhibina.

- **Estrógenos:** son hormonas esteroideas derivadas del colesterol y que principalmente se producen en el ovario de la mujer. Su principal función es regular la síntesis de proteínas. Entre las *funciones de los estrógenos* podemos encontrar:

  —Regulan la grasa corporal de la mujer y estimulan la producción de HDL, el llamado «colesterol bueno».
  —Generan el patrón de acumulación de la grasa en la mujer: en las caderas y en las piernas.
  —Actúan sobre el metabolismo óseo, aumentando la consistencia del esqueleto e impidiendo la pérdida de calcio en el hueso.
  —Sus niveles bajos se relacionan con los cambios de carácter, humor, irritabilidad o depresión.
  —Ayudan a la mujer a afrontar situaciones de reto tanto intelectual como físico.
  —Estimulan la producción de colágeno.

- **Progesterona:** es otra hormona esteroide y está relacionada directamente con los factores de la gestación. Se produce en el ovario y en la placenta, en caso de embarazo. Su función principal se desarrolla durante la segunda fase del ciclo menstrual, después de la ovulación. Es la responsable del desarrollo de los caracteres secundarios femeninos. Sus valores de concentración varían a lo largo de la vida de la mujer y si se toman anticonceptivos. Su función principal se puede diferenciar entre los diferentes estados de la mujer: si es antes del embarazo, su función es preparar el endometrio para que se produzca la implantación del embrión; si la mujer está embarazada, es la hormona responsable de ayudar a llevar el embarazo a buen puerto.

RESUMEN CICLO MENSTRUAL DE LA MUJER

Ciclo menstrual pulsátil

Ciclo menstrual (sin fecundación) ≠ Ciclo reproductivo (fecundación) ≠ Ciclo uterino
Ciclo ovárico: cambio cíclico de preponderancia de hormonas repetido en el tiempo durante 30-35 años
Duración de ciclos normales: entre 20 y 40 días. Más común: 28 días

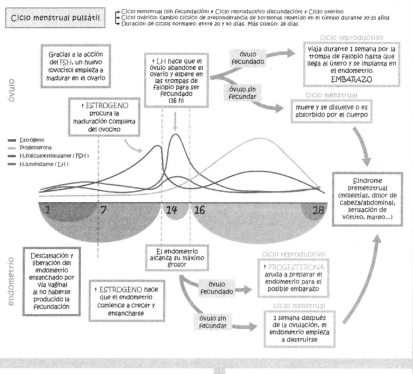

óvulo

Gracias a la acción del FSH, un nuevo (ovocito) empieza a madurar en el ovario

↑ ESTROGENO procura la maduración completa del ovocito

↑ LH hace que el óvulo abandone el ovario y espere en las trompas de falopio para ser fecundado (36 h)

óvulo fecundado

óvulo sin fecundar

ciclo reproductivo
viaja durante 1 semana por la trompa de falopio hasta que llega al útero y se implanta en el endometrio
EMBARAZO

ciclo menstrual
muere y se disuelve o es absorbido por el cuerpo

— Estrógeno
— Progesterona
— H.foliculoestimulante (FSH)
— H.luteinizante (LH)

1   7   14 16   28

Síndrome premenstrual (molestias, dolor de cabeza/abdominal, sensación de vómito, mareo...)

endometrio

Descamación y liberación del endometrio ensanchado por vía vaginal al no haberse producido la fecundación

↑ ESTROGENO hace que el endometrio comience a crecer y ensancharse

El endometrio alcanza su máximo grosor

óvulo fecundado

óvulo sin fecundar

ciclo reproductivo
↑ PROGESTERONA ayuda a preparar el endometrio para el posible embarazo

ciclo menstrual
1 semana después de la ovulación, el endometrio empieza a destruirse

---

Eje Hipotálamo - Hipófisis - Ovario - Útero

GnRH, FHS, LH   estrógenos progesterona

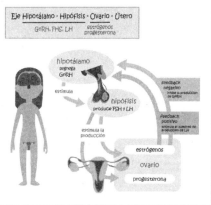

hipotálamo
segrega GnRH

estimula

hipófisis
produce FSH y LH

Feedback negativo
inhibe la producción de GnRH

Feedback positivo
estimula el aumento de producción de LH

estimula la producción

estrógenos

ovario

progesterona

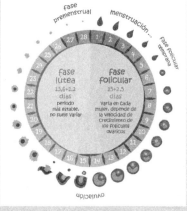

fase premenstrual   menstruación...   fase folicular temprana

fase lútea
13,6±1,2 días
periodo más estable, no suele variar

fase folicular
15±2,5 días
varía en cada mujer, depende de la velocidad de crecimiento de los folículos ováricos

ovulación

Ciclo menstrual y alteraciones

MENARQUIA
primera
menstruación

AMENORREA
ausencia de
menstruación

DISMENORREA
menstruación
dolorosa

OLIGOMENORREA
menstruación
más larga

MENOPAUSIA
última
menstruación

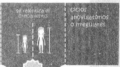

se valentiza el
crecimiento

ciclos
anovulatorios
o irregulares

ciclos
anovulatorios
o irregulares

| 11 | 12 | 13 | | | | 50 |

cáncer   alzheimer
mama

Retraso de
menárquia ⚠️

Deporte, entrenamiento
intenso y competición

- ↑ riesgo lesión ósea
- ↑ riesgo osteoporosis
- ↑ rendimiento

- Primaria
  >29 años / carácteres
  sexuales secundarios NO
  desarrollados

  >16 años / carácteres
  sexuales secundarios
  desarrollados

- Secundaria
  >durante 6 meses
  >deportistas 90 días

- A. Asociada al
  Ejercicio

  Deporte de alto nivel

  Asociada a la pérdida de
  pulsos GnRH en el
  hipotálamo
  (estado prepuberal)

  ↓ Estrógenos

- Primaria
  (2 primeros años)
- Secundaria
  (>30 años)

G	vida normal
G1	dolor ocasional
G2	analgésicos, vida normal afectada
G3	dolor severo, fatiga, diarrea, cefalea
G4	G-3+náuseas, vómitos y alucinaciones

36-90 días

acabado el ciclo
no se pone en
marcha una nueva
maduración de un
folículo

2 ciclos
seguidos
<20 días
>40 días

CAUSAS   CONSECUENCIAS

> Estrés psicológico
y emocional

> Alta carga de
entrenamiento

> Déficit calórico

> Bajo % grasa

> Osteoporosis a edades
tempranas

> Riesgo de lesión ósea

vida fértil de
la mujer

Triada de deportista

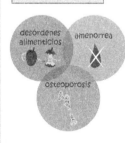

desórdenes
alimenticios

amenorrea

osteoporosis

EVOLUCIÓN

Niveles de
energía
calórica
óptimos

- Baja energía
- Alto déficit calórico
- Desórdenes
alimenticios severos

Ciclos
menstruales
normales

- Amenorrea
- Disfunción del
hipotálamo

Densidad
mineral ósea
óptima

- Osteoporosis

BASE DE APARICIÓN...

- Elevada carga de
entrenamiento

- Práctica deportiva con
estricto control del peso

CONSECUENCIAS

- Disminuye el rendimiento
deportivo

- Aumenta el índice de lesiones

- Aumentan los trastornos
psicológicos

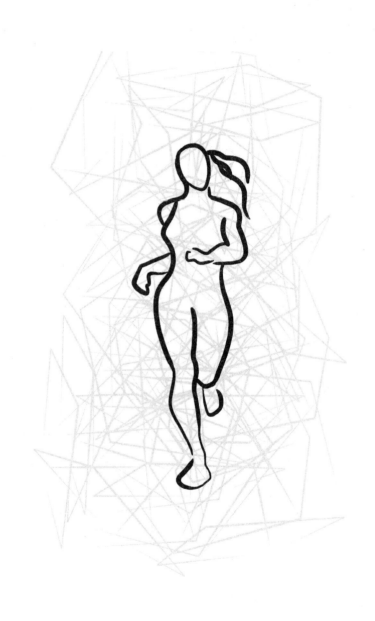

2.
Cómo influye tu ciclo menstrual en tu rendimiento físico

Tu regla cuenta

Durante la celebración de los Juegos Olímpicos de Río 2016 se produjo un hecho que a la mayoría de los espectadores les pasó inadvertido a pesar de la repercusión que tuvo en los medios chinos: al terminar la prueba de relevos, la nadadora Fu Yuanhui confesó abiertamente que la noche anterior le había bajado la regla y que, por ello, tuvo un resultado no acorde con sus entrenamientos. No obstante, solo tres días después ganaba la medalla de bronce en la prueba de 100 metros espalda. Como a ella misma le ocurrió, son muchos los testimonios de mujeres que pasan por una situación semejante en cualquier momento de su día a día, y hasta qué punto les afecta su ciclo menstrual en el rendimiento deportivo, en el entrenamiento y en la vida en general.

El problema es que, entre el secretismo y la estigmatización con que siempre se ha llevado el tema de la menstruación, del que por defecto hasta hace muy poco «no se debía

hablar», los tabúes y, por qué no decirlo, que por tradición han sido los hombres los que han dirigido la mayoría de las veces la preparación de las mujeres, el ciclo menstrual no ha sido tenido en cuenta en la gestión y puesta en práctica de los entrenamientos deportivos, que se han basado casi siempre en comportamientos masculinos, con el deportista como individuo principal sobre el que giran todos los demás condicionantes, sin tener en cuenta estas circunstancias diferenciadoras y muy significativas que presentan las mujeres.

Y es que el ciclo menstrual es un factor básico para establecer tareas y programas de entrenamiento diferentes a los de los hombres.

Sucede que no solo las mujeres deportistas que tienen un entrenamiento de alto rendimiento expresan y tienen en cuenta estas diferencias. En los últimos años he tenido la suerte de dirigir varios trabajos de Fin de Grado, Máster y tesis que acompañábamos con una encuesta sobre este tema. En todas las respuestas, la conclusión es que las mujeres saben establecer perfectamente en qué momentos de su ciclo menstrual encuentran que su desempeño físico y psíquico es mejor.

El ciclo menstrual se tiene en cuenta en otros campos de desarrollo profesional de la mujer, por ejemplo, en las cantaoras de flamenco: en este estilo de cante las mujeres sienten en su voz los cambios hormonales que pueden afectar al rango y a la claridad de la voz, hasta el punto de que las cantantes profesio-

nales notan cómo esta se vuelve más grave, inestable y pesada, e incluso las cuerdas vocales se cansan antes y se congestionan, por lo que deben adecuar su repertorio a estas circunstancias.[17]

En general, hay múltiples investigaciones que desde hace años demuestran que las mujeres se ven afectadas por el ciclo menstrual, no solo en el deporte, sino en todas las facetas de su vida. Por lo tanto, no debe descuidarse esta particularidad a la hora de gestionar los entrenamientos.

Las fases de tu ciclo menstrual y su influencia en tu cuerpo

Un estudio realizado sobre el equipo olímpico húngaro[18] determinó que el rendimiento de las mujeres en fase menstrual empeora en el 30 % de los casos. En general, señala cómo los mejores resultados coinciden con la fase posmenstrual, y los peores, con la premenstrual y en los dos días iniciales de menstruación. Los menores efectos negativos se dan en deportes de equipo y en velocistas; los mayores, en tenistas y remeras.

En los Juegos Olímpicos de Tokio de 1964 se comprobó que el 37 % de las mujeres en fase menstrual mejoró sus

17. Márquez, 2017.
18. Edelyi, 1962.

resultados; el 17 % los empeoró y el 28 % que tenía participación en varios días experimentó un rendimiento variable. En 1963, otro estudio estableció que el 50 % de las componentes del equipo sueco de natación empeoraron su rendimiento en la fase de menstruación.

Si nos ceñimos al rendimiento, múltiples investigaciones demuestran y dejan probada, por tanto, la influencia de las fases pre y menstrual del ciclo.

¿QUÉ CONCLUSIONES, POR TANTO, PODEMOS EXTRAER?

- En la **fase premenstrual,** es decir, en los días anteriores a la aparición de la regla, se produce un aumento del metabolismo basal con retención de agua y aumento de sodio en los tejidos. También se observa un descenso de las células sanguíneas de transporte de oxígeno y en las encargadas de proteger al organismo, lo cual influye en la respuesta del sistema inmune.
- En la **fase menstrual** podemos observar cómo se produce una pérdida de 18 a 24 mg diarios de hierro, aumentos de entre 5 y 15 pulsaciones por minuto del corazón (ppm) en reposo, disminución del volumen sistólico y del gasto cardíaco y un aumento de la temperatura corporal y de la motilidad gástrica.

  Además, se ha comprobado que en la fase menstrual hay un aumento de los productos que generan la fatiga muscular y pérdida de la capacidad de recuperación inmediata, inferior a los tres minutos.[19]

19. Casares, 1990.

Pero hay muchas investigaciones más que ahondan en las diferencias de rendimiento o de diversos aspectos que pueden influir en el trabajo de las mujeres: así, se ha demostrado que la musculatura torácica tenía más fuerza durante la fase lútea, en los días inmediatamente posteriores a la ovulación,[20] y también se ha analizado que en la fase folicular se da una limitación en el flujo espiratorio.[21]

En cuanto a la posibilidad de sufrir lesiones, se ha demostrado que los riesgos de lesión en la rodilla, especialmente la rotura o el daño en el ligamento cruzado anterior (LCA), son diferentes en función de la fase de ciclo en la que se encuentre la mujer.[22]

ALGUNOS DATOS QUE QUIZÁ TE INTERESEN:

- En 2003 se realizaron pruebas en un grupo de jugadoras de baloncesto y voleibol y se comprobó que el 85 % de las deportistas sufrían bajadas de rendimiento durante las fases premenstrual y menstrual.[23]
- En 2009 un estudio encontró que las futbolistas tenían una percepción subjetiva de esfuerzo mucho mayor durante los días de regla en relación con esfuerzos similares en otras fases.[24]
- En un estudio sobre acróbatas se vio que, con la misma carga, aquellas que hacían de 85 a 95 elementos de acrobacia

20. Sylva y cols., 2006.
21. Alethea y cols., 2008.
22. Ruedl y cols., 2009.
23. Sokolova, 2003.
24. Guijarro y otros, 2009.

durante la regla presentaban un fuerte descenso del equilibrio; en la fase ovulatoria, estos parámetros descendían hasta en un 45 %, y en la fase premenstrual, en un 70 %.[25]

- En deportistas de halterofilia se observó que, además de las molestias que se generan en el abdomen y en la espalda, los cambios de retención de líquidos y composición corporal hacen que las deportistas bajen mucho su rendimiento en la época menstrual y premenstrual. También se advirtieron daños en el suelo pélvico.[26]

- Existen estudios que analizan diferentes especialidades deportivas, como remo, natación, natación artística, baloncesto y atletismo. La conclusión es que se observa en ellos cómo las mujeres tienen una mayor capacidad de trabajo general y específica, mayor economía funcional y una recuperación más rápida en las fases de su ciclo menstrual folicular y lútea.[27]

- Sobre jugadoras de waterpolo del equipo nacional de Ucrania, un trabajo del año 2007 establece que el ciclo menstrual influye en el rendimiento físico, pero subraya que, durante las fases premenstrual y menstrual, se registra un mayor número de errores en el pase, y se ve afectada la efectividad de tiro a portería y en el lanzamiento de penaltis. Estos índices cambiaban en las fases folicular y lútea.[28]

25. Shamardina y Bachinskaia, 2003.
26. Gurolev y Rumianseva, 2005.
27. Shajilina, 1999 y 2012.
28. Rebitskaia, 2007.

- En 2012 se demostró que la velocidad cíclica, la fuerza máxima y la fuerza explosiva mejoraban en las fases folicular y lútea, mientras que la flexibilidad lo hacía en la premenstrual, la menstrual y la ovulatoria.[29]

- También existen diversos estudios que analizan el efecto del ciclo menstrual en entrenamientos en altura y en hipoxia: en 2006 se analizaron los diferentes comportamientos en pentatletas, atletas y jugadoras de voleibol, y se observó que en esfuerzos máximos aeróbicos alcanzaban su mayor efectividad en las fases folicular y ovulatoria.[30] En la misma línea, diversos autores recomendaron que el inicio de las concentraciones en altura se llevara a cabo en las fases más favorables de la mujer, sobre todo en la folicular, o en la lútea como mal menor, pero nunca se debía iniciar la estancia en altura en los primeros días de menstruación ni en los de ovulación.[31]

29. Konovalova y Rivera, 2012.
30. Nudelman, 2006.
31. Fidorov y Ladyshev, 1998, y Shajilina, 2004.

Semana	1	2	3	4			
Días	1-5	6-8	9-13	14	15-20	21-24	25-31
Fases	Menstruación folicular primaria	Folicular media	Folicular tardía	Ovulación	Lútea primaria	Lútea media	Lútea tardía
Niveles hormonales	-Testosterona -Estrógeno -Progesterona	+Estrógeno -Progesterona + H. crecimiento	++ Estrógeno -Progesterona	++ Estrógeno +Testosterona	= Estrógeno + Progesterona	= Estrógeno ++ Progesterona	-Testosterona -Estrógeno -Progesterona
Cambios	Bajo estado de ánimo, peores tiempos de reacción. Mayor estrés percibido. Depresión sistema inmune	Incremento de almacenamiento y utilización de glucógeno	Incremento de depósitos de grasa, glucógeno, proteína y electrolitos	Posibles cambios en el comportamiento y en la toma de decisiones durante la práctica deportiva	Incremento de depósitos de glucógeno en hígado y músculo. Aumento de energía total y consumo de grasas (lipólisis). Lactato disminuido. Retención de líquicos y sodio	Mayor daño muscular recibido. Menor resistencia muscular. Aumento de depósitos de glucógeno, grasas y proteínas. Retención de líquidos y acumulación de sal	Cambios de humor, aumento del estrés, peores tiempos de reacción frente a estímulos variados. Depresión del sistema inmune
Efectos del entrenamiento	No realizar entrenamientos de habilidad técnica o precisión. Reducir el estrés y el volumen de entrenamiento. Incluir entrenamientos de potencia, intensidad y anacrónicos	Incluir trabajos aeróbicos de baja intensidad y alto volumen. Intensificar los trabajos sin lastre y alargar el ejercicio	Incluir tareas complejas de alta intensidad y bajo volumen basadas en la potencia. Trabajos alactácidos y entrenamiento de fuerza	Entrenamiento de fuerza y potencia	Incluir tareas complejas de alta intensidad y bajo volumen, actividades anaerobias y potencia. Trabajos basados en el lactato y el entrenamiento de la fuerza	Trabajos aeróbicos de baja intensidad y alto volumen. Actividades sin lastre y que sean prolongadas. Capacidad de hacer frente al estrés por calor aumentada	Semana de recuperación. Reducir o eliminar el trabajo de habilidad y precisión. Incluir tareas simples y de estrés bajo. Reducir el entrenamiento de fuerza

Días	1-5	6-8	9-13	14	15-20	21-24	25-31
Fases	Menstruación folicular primaria	Folicular media	Folicular tardía	Ovulación	Lútea primaria	Lútea media	Lútea tardía
Componentes del entrenamiento	Regeneración metabólico	Prehabilitación	Metabólico y fuerza	Fuerza máxima y potencia	Fuerza máxima y potencia	Rehabilitación	Recuperación
Intensidad	-	+	+++	+++	++	+	-
Prioridad de la sesión	Acondicionamiento mixto ligero. Velocidad + fuerza potencia	Acondicionamiento	Velocidad	Gimnasio + fuerza + velocidad	Gimnasio + fuerza + velocidad	Acondicionamiento pesado	Trabajo ligero mixto

Tabla 1. Relación rendimiento y ciclo.

Anticonceptivos y rendimiento

El uso de anticonceptivos está muy extendido entre la población femenina en general y entre las deportistas en particular. Sin embargo, es muy difícil encontrar un estudio concluyente sobre sus efectos, dadas las múltiples variables que ofrecen estos fármacos: tipo de anticonceptivo oral, tipo monofónico o trifásico, solo progesterona, anillos vaginales, DIU con descarga hormonal, parches… Dada esta variedad, los estudios que se han analizado son contradictorios: unos demuestran efectos negativos y otros, en cambio, ni negativos ni positivos.

No obstante, sí que parece haber una conclusión común a la hora de afirmar que tienen un efecto protector sobre el daño muscular y sobre el ligamento cruzado anterior (LCA) y su rotura. También podemos encontrar estudios sobre la influencia de la toma de anticonceptivos sobre el rendimiento.

Conviene que no olvidemos que **la administración de anticonceptivos orales no iguala a las mujeres entre sí, ni mucho menos las iguala a los hombres**: los efectos son distintos en cada mujer y cada método anticonceptivo hormonal tiene igualmente diferentes efectos.

También conviene no olvidar que **no hay obligación de usarlos**, y **mucho menos por el rendimiento deportivo**.

Tomar anticonceptivos es una decisión libre que siempre debe tomar la mujer.

En ocasiones, la utilización de los anticonceptivos llega por prescripción del ginecólogo, que controlará su uso por la salud de la mujer. Los entrenadores, directores deportivos, etcétera, no tienen nada que decir al respecto.

Por estos motivos, los pocos estudios que existen y están metodológicamente bien desarrollados ponen algún reparo en la utilización de estos en relación con el rendimiento deportivo.

(NOTA: Si vas a competir o, por los motivos que sea, te resulta interesante conocer los posibles efectos de los anticonceptivos en el deporte, al final de este libro encontrarás un anexo con información mucho más amplia y detallada al respecto).

RESUMEN CICLO MENSTRUAL Y RENDIMIENTO

Planificación tipo de un mesociclo para una mujer (ciclo menstrual 28 días)

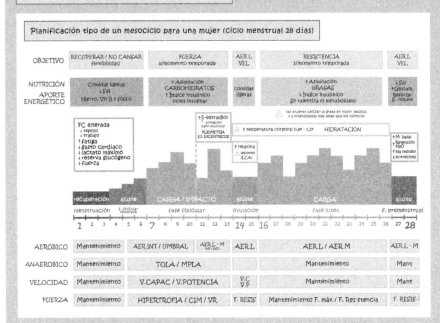

OBJETIVO	RECUPERAR / NO CANSAR Flexibilidad	FUERZA s/momento temporada	AER L VEL	RESISTENCIA s/momento temporada	AER L VEL
NUTRICIÓN / APORTE ENERGÉTICO	Comidas ligeras ↓Sal Hierro, Vit B y Fólico	↑Asimilación CARBOHIDRATOS ↑Índice insulínico (nivel insulina)	Comidas ligeras	↑Asimilación GRASAS ↓Índice insulínico Se ralentiza el metabolismo	↓Sal ↑Glutam. Reforzar S. inmune

FC alterada
↑reposo
↓trabajo
↑fatiga
↑gasto cardíaco
↓lactato máximo
↓reserva glucógeno
↓fuerza

↑β-estradiol
protección
daño muscular
PLIOMETRÍA
EJ. EXCÉNTRICOS

↑relaxina
↓lesiones
(LCA)

⚠ las mujeres utilizan la grasa en mayor medida y a intensidades más altas que los hombres

⚠ ↑ temperatura corporal 0,8° - 1,2°   HIDRATACIÓN

↑M. basal
↑Retención H₂O
↑Na rettido
↓eritrocitos

| recuperación | ajuste | CARGA / IMPACTO | ajuste | CARGA | ajuste |

menstruación	f. folicular temprana	fase Folicular	ovulación	fase lútea	f. premenstrual
1 2 3 4	5 6 7	8 9 10 11 12 13	14 15 16	17 18 19 20 21 22 23 24 25 26	27 28

AERÓBICO	Mantenimiento	AER INT / UMBRAL	AER L - M HV / INT	AER L	AER L / AER M	AER L - M
ANAERÓBICO	Mantenimiento	TOLA / MPLA		Mantenimiento		Mant
VELOCIDAD	Mantenimiento	V.CAPAC / V.POTENCIA	V.C V.P	Mantenimiento		Mant
FUERZA	Mantenimiento	HIPERTROFIA / CIM / VR	F. RESIS	Mantenimiento F. máx / F. Resistencia		F. RESIS

Píldora Anticonceptiva

 salud de la mujer · NO rendimiento
ginecólogo/a · NO entrenador/a

Anticonceptivo hormonal (en su mayoría mezcla de estrógenos y progesterona). Toma diaria por vía oral

Función: prevenir ovulación y engrosar la mucosidad del cuello del útero para dificultar la entrada del esperma

Píldora Monofásica
proporcionan la misma
cantidad de hormonas c/3sem

Píldora Trifásica
proporcionan diferentes
cantidades de hormonas c/3sem

ESTUDIOS SOBRE LOS EFECTOS DE LA PÍLDORA ANTICONCEPTIVA EN EL RENDIMIENTO
**Los valores vuelven a la normalidad al interrumpir el tratamiento

✓ Efecto protector de la lesión del LCA de la rodilla
✓ Facilita la planificación en base al ciclo menstrual

↓ VO2Max - dificultades respiratorias esfuerzos máx
↓ Potencia Aeróbica Máx
↓ Umbral Anaeróbico
↓ Tiempo hasta la fatiga
↓ FCmáx y fuerza isométrica

↑ Ratio de oxidación de grasa y a intensidades más altas
↑ Creatin Kinasa - ↑ daño muscular
↑ Estrés oxidativo - ↑ riesgo cardiovascular

Otros Métodos Anticonceptivos

preservativo masculino   preservativo femenino   diafragma

anillo hormonal   implante   DIU

inyección anticonceptiva   calendario días fértiles

parche anticonceptivo   cirugía esterilizadora

3.
Tu ciclo menstrual y el entrenamiento de fuerza

Tu fuerza también depende (en parte) de tu ciclo

A estas alturas ha quedado más que claro que las mujeres son diferentes a los hombres y que esta obviedad debería implicar un entrenamiento específico para ellas. Quizás una de las cualidades más desatendidas sea el desarrollo de la fuerza. Para que el entrenamiento sea eficaz y eficiente, hay que tener en cuenta todas las diferencias y aprovecharlas.

Los múltiples estudios sobre este tema arrojan resultados muy variados y muchas veces contradictorios debido a las diferentes maneras de evaluar las fases del ciclo menstrual y las metodologías empleadas. Aun así, antes de analizar lo que dicen los estudios, conviene subrayar que la mayoría coinciden en destacar **la importancia de la fase en que se sitúan los entrenamientos de fuerza para sacar un mayor rendimiento de la tarea.**

Este es uno de los aspectos más analizados, por lo que hay referencias desde hace varias décadas. En este sentido,

los estudios demuestran que la mejor fase para asimilar el entrenamiento de fuerza es la folicular.

Son varios los autores que comparan el entrenamiento de fuerza en la mujer en las diferentes etapas del ciclo menstrual. Uno de ellos, Sung, determinó en 2014 que las mujeres que entrenaban la fuerza en la fase folicular tuvieron mayor efecto en la ganancia de fuerza, al contrario que las mujeres que lo hicieron en la fase lútea.

En todos los trabajos realizados sobre la mejora de la fuerza en las mujeres y en los que se demuestra la mejora en la fase folicular, los autores lo justifican mediante el **aumento de estrógenos o de sus receptores.**[32]

Otros estudios se han centrado en analizar la capacidad de recuperación, y han llegado a la conclusión de que, cuando hagas ejercicios de salto o practiques carreras de montaña, debes intentar hacerlas durante tu fase folicular.[33]

La mayoría de los estudios presentan la fase folicular —que es la que va desde tu tercer día de sangrado hasta la ovulación— **como la mejor para optimizar y asimilar las cargas de entrenamiento de fuerza.**

ALGUNOS DATOS QUE QUIZÁ TE INTERESEN SOBRE LA RELACIÓN ENTRE TU CICLO MENSTRUAL Y TU FUERZA:

- En 2017 se llevó a cabo un estudio de la fuerza de la mano con dinamómetro y se llegó a la conclusión de que

32. Phillips, 1996.
33. Markofski y Braun, 2014.

tanto la fuerza de contracción como la capacidad de recuperación son mayores en la fase folicular respecto a la lútea. También que durante la menstruación se registran los peores resultados.[34]

- En los últimos años todos los estudios marcan una clara evidencia que indica que en las mujeres hay que concentrar el entrenamiento de fuerza en la fase folicular. Sabemos que a casi ninguna os gusta el entrenamiento de fuerza, de modo que os acabo de quitar 15 días al mes de hacerla. Pese a todo, lo siento, pero ¡tienes que hacer fuerza! Te prometo que en el capítulo de menopausia lo veras más claro.

- Uno de los factores que se activan mediante el entrenamiento de fuerza es el aumento de los niveles de uno de los elementos más importantes en la ayuda al crecimiento de la masa muscular: el IGF-1. En 2011 se demostró que el aumento de IGF-1 que se da con el entrenamiento de fuerza en las mujeres es mayor que en los hombres.[35] Esto resulta crucial no solo en relación con el rendimiento deportivo *per se*, sino por los aspectos relacionados con la mejora de la salud en la mujer menopáusica.

- Un estudio realizado a un grupo de mujeres con experiencia moderada en entrenamiento de fuerza resultó sumamente revelador:[36] se realizaron ocho sesiones de fuerza

34. Pallavi, 2017.
35. Taekema, 2011.
36. Ung, 2014.

en la fase folicular solo en una pierna, mientras que la otra pierna se trabajaba en otras ocho sesiones, pero en la fase lútea. Se analizaron la fuerza isométrica máxima, el diámetro muscular y la composición de fibras musculares mediante biopsia. Al término del período de entrenamiento los resultados parecían concluyentes: la pierna entrenada durante la fase folicular presentaba un aumento de la fuerza máxima, y también registraba un aumento del diámetro muscular. La fase folicular mostraba, por tanto, una evidente mejora en la ganancia de fuerza y de diámetro.

- También se ha investigado la influencia del estradiol sobre el daño muscular y la fuerza de las piernas: este estudio se llevó a cabo con una muestra mixta de hombres, mujeres con ciclo regular y mujeres que usaban anticonceptivos.

Los individuos del estudio realizaban 240 esfuerzos máximos que provocaran un claro daño muscular medido mediante la concentración de creatina quinasa. A las veinticuatro horas del entrenamiento los niveles de CQ subieron en todos los grupos, pero mucho más en los hombres y en las mujeres que tomaban anticonceptivos. Además, se observó una pérdida de fuerza de aproximadamente un 10 % que a las cuarenta y ocho horas se mantuvo en el grupo de hombres y de mujeres que tomaban anticonceptivos, mientras que las mujeres con ciclo menstrual regular habían recuperado su nivel de fuerza normal. Esta es una clara muestra de la influencia del

estradiol en la protección del daño muscular y en la preservación de los niveles de fuerza.

Tu entrenamiento no solo depende de tu fuerza, también de tu técnica y de su control

A lo largo de estos años, gracias a la mayor investigación sobre la influencia del ciclo menstrual en el desempeño deportivo de la mujer, han surgido también estudios en las diferentes facetas que afectan al rendimiento. Una rama que ha comportado mucho peso es el **control del movimiento**; es decir, la técnica.

Casi todos los trabajos existentes han llegado a la conclusión de que durante la fase lútea se da una mejor motricidad fina o destreza, y con este término nos referimos a la coordinación de los movimientos musculares pequeños de partes del cuerpo, como los dedos, por ejemplo, con los ojos, así como a las habilidades motoras de las manos y los dedos.[37]

También se ha estudiado que existen variaciones en la diferencia de las habilidades motoras finas entre el lado dominante y el no dominante, y que son más parecidas en la fase lútea media, que es la que va de la ovulación a la siguiente regla. Es decir, la segunda mitad del ciclo.

Sin embargo, las tareas motoras gruesas (como fuerza, resistencia y velocidad) tienen mejor desempeño en la fase folicular.

---

37. Hampsno y Kimura, 1988; Simic y otros, 2010; y Zoghi, 2015.

Aparentemente, la utilización de anticonceptivos hormonales disminuye esas diferencias, aunque no debemos olvidar que los anticonceptivos pueden afectar a la puntería en deportes de precisión, según algunos teóricos.[38]

Por otra parte, **tus fases menstruales también pueden afectar a tu equilibrio y estabilidad corporal.** Así, un estudio sobre el equilibrio dinámico de treinta y dos mujeres[39] comprobó que los resultados negativos en la estabilidad corporal dinámica, total, adelante-izquierda, adelante-derecha, atrás-izquierda y atrás-derecha eran significativamente más altos en la fase ovulatoria.

Asimismo, este estudio observó que el equilibrio era diferente en las distintas fases del ciclo menstrual, por lo que debe tenerse en cuenta al diseñar la distribución de tareas de entrenamiento en las que haya un componente importante de salto y recepción.

La evidencia, por tanto, parece clara: **los niveles hormonales alteran el sistema nervioso celular.**

Y, sabiendo esto, lo deseable sería que las próximas investigaciones pusieran el foco en darnos datos que pudiésemos aprovechar de cara a la mejora del rendimiento técnico deportivo de la mujer.

38. La y otros, 2012 y 2007; Hudgens, 1988.
39. Eun-Sook Sung, 2018.

Ser mujer y entrenar la resistencia

La principal diferencia entre hombres y mujeres respecto a la resistencia aeróbica es la utilización de las grasas como fuente de energía:[40] las mujeres utilizan mucho más que los hombres este sustrato energético y, además, lo hacen a intensidades más altas, por lo que, si ponemos la misma intensidad de entrenamiento en hombres que en mujeres, el resultado será que las mujeres estarán un escalón por debajo de los hombres.

Así, cuando vayas a practicar actividades de alta intensidad (llamadas HIT o HIIT), debes tener en cuenta que debes hacerlas a una intensidad mayor que la de tus compañeros varones.

El estudio de la influencia del ciclo menstrual en la resistencia aeróbica en las mujeres se viene desarrollando desde hace tiempo. Sin embargo, como en todo lo relacionado con el estudio científico de las mujeres y el deporte, bien por la muestra, por la metodología o por no determinar de manera adecuada los períodos del ciclo menstrual, los resultados son poco concluyentes.

Sí se sabe, en cambio, que *el estradiol es el estrógeno más potente y que protege a la mujer en esfuerzos máximos,* no solo frente al daño muscular, pues aumenta la sensibilidad a los estímulos anabólicos,[41] y se sabe también que funciona como estabilizador de la membrana durante el ejercicio

40. Cheverrie, 2011.
41. Hansen y Kjaer, 2014.

aeróbico de intensidad alta y hace aumentar los niveles de estrés oxidativo. Por tanto, **tu estradiol aumenta la protección ante el daño muscular y la inflamación.**[42]

Por otra parte, todos los estudios detectan un claro descenso de la utilización de los hidratos de carbono durante la fase lútea. Ten en cuenta que los estudios demuestran que, en la fase folicular, de regla a ovulación, utilizas mucho más los hidratos de carbono. Sin embargo, en la fase lútea, de ovulación a regla, son más importantes las grasas: de esta manera puedes equilibrar la alimentación y el ejercicio. Es por eso que deberías ajustar tus actividades más intensas a la fase folicular y, las menos intensas, a la lútea.

Las grasas, por el contrario, se comportan de manera opuesta. Además, se ha demostrado que las mujeres que realizan ejercicio al 90 % del umbral anaeróbico siguen utilizando la grasa como fuente energética.[43]

La resistencia también se ha evaluado en deportes de equipo. En un estudio realizado con jugadoras de balonmano y en el que se dividió el ciclo menstrual en cincos fases, se encontró que todas las variables relacionadas con el rendimiento aeróbico (resistencia general, resistencia de alta velocidad y potencia) presentaban peores resultados en las fases menstrual y de ovulación.[44]

42. Fleck y Kraemee, 2014; Ens y Tiidus, 2010.
43. Zderic, 200.
44. Dyachechko, 2016.

También se ha analizado a jugadoras de fútbol y se ha encontrado que los parámetros estudiados empeoraban en la fase lútea.[45]

En estudios realizados con especialistas en pruebas de medio fondo, los resultados en test aeróbicos y anaeróbicos mostraron peores resultados en fase menstrual y de ovulación.[46]

Aun a pesar de las diferentes contradicciones, lo que sí demuestran los estudios es que los peores resultados de rendimiento aeróbico se presentan en las fases menstrual y ovulatoria. Y a intensidades altas parece que la fase folicular tiene mejores rendimientos.

Si nos centramos en la resistencia anaeróbica, encontramos el mismo problema: los protocolos y las metodologías son muy diferentes y muchas veces con muestras que no son capaces de hacer un ejercicio anaeróbico puro, por lo que los resultados arrojados son poco concluyentes.

Al contrario que en otras cualidades, son escasas las investigaciones que muestran alguna diferencia entre las distintas fases. Solo dos estudios, uno sobre jugadoras de balonmano y otro con competidoras en bikini *fitness*, mostraron diferencias no significativas en el rendimiento en las fases folicular y lútea.

Uno de los aspectos más relacionados con la resistencia aeróbica es la **capacidad pulmonar**. La conclusión a la que

45. Julian, 2017.
46. Shakhlina, 2016.

ha llegado un estudio de 2008[47] es que, durante la fase folicular, las mujeres tienen más fuerza en la musculatura respiratoria en esfuerzos máximos en comparación con las demás fases del ciclo menstrual, especialmente en la fase lútea.

También hay diferencias en la **fatigabilidad de la fibra muscular**. Así, se corroboró que las mujeres podían mantener un trabajo a un mayor porcentaje de fuerza máxima que los hombres. También se demostró una mayor resistencia a la fatiga a intensidades de ejercicio por encima y por debajo del umbral anaeróbico; es decir, más eficaz. La justificación que dan los autores es que la mujer tiene una menor desoxigenación de la musculatura durante el ejercicio. Por lo tanto, a partir de todo lo que hemos visto en este capítulo hasta ahora, es importante tener en cuenta los umbrales y, sobre todo, **recordar que no se puede extrapolar ni generalizar lo que hasta ahora aplicamos en el entrenamiento de las mujeres basado en hombres.**[48]

Ciclo menstrual y velocidad

Poco se ha estudiado sobre la velocidad en sí misma, a pesar de que todo lo relacionado con la fuerza y la coordinación neuromuscular está íntimamente ligado al rendimiento en velocidad. Solo hemos encontrado un trabajo que conecta rendimiento de velocidad y fases de ciclo menstrual. Se

47. Alethea, 2008.
48. Ansdell, 2019.

realizó en Londres por un grupo de investigación que estudió el alto rendimiento deportivo, dentro del cual hubo un subgrupo encargado de trabajar solo en el rendimiento femenino. Una de sus líneas de investigación fue comparar el rendimiento de un grupo de deportistas de velocidad, tanto individual como en deportes de equipo, a lo largo del ciclo menstrual. A todas las mujeres participantes en los Juegos Olímpicos de Londres 2012 se les hizo un test de 5x30 lanzadas en las cinco fases del ciclo menstrual durante cinco meses. Al cabo de este tiempo se observaron evidencias de mejora en la velocidad en la fase de ovulación (¿os acordáis de la relación del estradiol con la mejora muscular de impulso y recuperación que mencionamos unas páginas atrás?).

Pero lo más importante del estudio es la conclusión de que la única fase en la que no se hizo evidente ninguna mejora fue en la menstruación. Este es un dato muy relevante que no debe olvidarse a la hora de establecer los entrenamientos para la mujer y, sobre todo, para aquellas que compiten o se dedican profesionalmente al deporte.

Ciclo menstrual y flexibilidad

Aunque este es un aspecto que se volverá a tocar en el capítulo relacionado con las lesiones, es importante resaltar que las investigaciones concluyen que **la flexibilidad de la mujer también varía a lo largo del ciclo menstrual.** En este sentido, hay pocos estudios que trabajen este tema, aunque

uno de ellos observa la fluctuación de la flexibilidad en nadadoras de natación sincronizada, hoy artística, e indica que en las diferentes pruebas de flexibilidad se pueden tener ganancias de hasta un 3,7 % durante los días de menstruación respecto al resto de los días del ciclo menstrual.[49]

FASE	DESARROLLO DE CAPACIDADES	CONSIDERACIONES
MENSTRUAL	Preparación técnico-táctica	Actividad biológica elevada Entrenamiento en altura(tiempo óptimo para llegar a la montaña
FOLICULAR	Economía de sist. respiratorio, sanguíneo y reserva respiratoria	Fase de mayor carga de entrenamiento
OVULATORIA	Estabilidad vestibular	Recursos energéticos en ento. altura
LÚTEA	Economía de sist. respiratorio, sanguíneo y reserva respiratoria.	Fase de mayor carga de entrenamiento
PREMENSTRUAL	Preparación técnico-táctica	Actividad biológica aumentada (época óptima para llegar a la montaña)

Tabla 2. Ciclo Menstrual y capacidad de trabajo, Konovalova, 2013

49. Seoane, 2013.

	Menstrual	Folicular	Ovulación	Lútea
Resistencia	Ligera, recuperación	Aeróbicos de intensidad alta y umbral anaerobio	Carga ligera	Cargas largas extensivas y de intensidad mantenida
Fuerza	Sin carga	Cargas altas	Cargas máximas	Redacción progresiva de carga
Velocidad	Sin carga	Cargas altas de velocidad aceleración	Cargas de máxima velocidad y potencia	Cargas de capacidad resistencia de velocidad
Flexibilidad	Sin carga	Estiramiento y desarrollo	Sin carga	Solo estiramiento
Técnica	Sin carga	Desarrollo y corrección	Carga ligera	Automatización gesto

Tabla 3. Resumen cualidades y AF

¿Cómo puedes planificar tu entrenamiento basándote en tu ciclo menstrual?

La planificación del entrenamiento consiste, básicamente, en distribuir la carga de entrenamiento a lo largo del tiempo para obtener un punto de máxima forma deportiva. Para ello, se organiza en diferentes estructuras y, esto es lo importante, ahora sabemos que algunas de estas **deben ser diferentes en hombres y en mujeres**. La que más variaciones debe presentar es el mesociclo.

Un **mesociclo** es un período de tiempo compuesto por varios microciclos, y consta normalmente de tres a ocho semanas de entrenamiento. Su objetivo es desarrollar una cualidad concreta: resistencia, técnica, fuerza, etcétera.

El mesociclo siempre ha tenido una estructura básica que se puede observar en la parte izquierda de la figura 2 (que incluimos al final de este capítulo). Pero, como se ve, esta distribución de cargas no se puede aplicar en la mujer, pues en un período de cuatro semanas va a tener fluctuaciones en su pulso hormonal y variará su capacidad de asimilación y entrenamiento en general, por lo que la distribución de cargas debe tener en cuenta todas estas circunstancias.

Es, como hemos venido diciendo desde el comienzo de este libro, lo que ha sucedido históricamente con el planteamiento del deporte y los entrenamientos: que se han pensado siempre en función de las necesidades masculinas.

Por ello, lo que debemos aplicar en el caso de las mujeres es una estructura que tenga en cuenta las necesidades de su cuerpo, las fluctuaciones hormonales de su ciclo menstrual. Para ello, si tomamos como punto de partida el final de la regla, el primer microciclo debería ser el de mayor carga; en el segundo se debería bajar la intensidad para adecuarla a la disminución del rendimiento que se presenta en la ovulación; la tercera semana se debería subir de nuevo la carga, y la semana de recuperación sería la cuarta, coincidente con la menstruación. Esta secuencia se puede observar en la siguiente tabla.

MIC/FASE	TIPO	TAREAS	23	28	33	CAPACIDAD
1/ menstrual	rec	rec	5	5	5	--
2/ posmenstrual	impacto/carga	s/plan	7	9	12	+++++++
3/ ovulación	ajuste	ael, ve, cv	2	2	2	+++
4/ posovulatoria	carga/impacto	s/plan	7	9	12	+++++
5/ premenstrual	ajuste	ael, ve, cv	2	2	2	----

Tabla 4. Carga de entrenamiento en las diferentes fases del ciclo menstrual.

Asimismo, esta fluctuación hormonal y las diferentes cargas que se pueden aplicar en las **cinco fases del ciclo femenino** hacen que *la estructura del mesociclo cambie completamente respecto al de los hombres,* como vemos en la parte derecha de la siguiente figura:

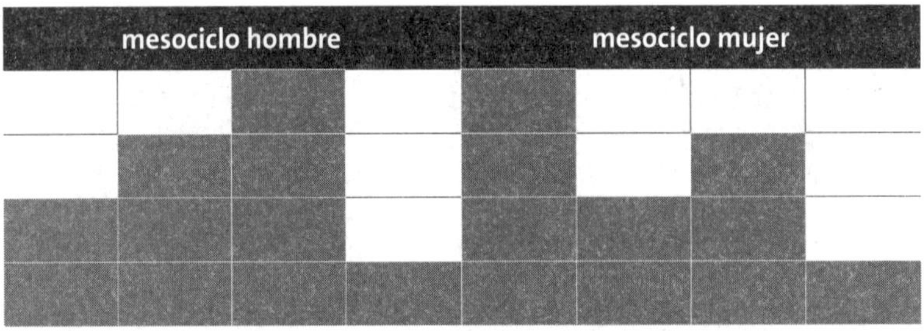

Figura 2. Diferencia de la estructura de mesociclo en hombres y mujeres.

RESUMEN CICLO MENSTRUAL Y RENDIMIENTO

Planificación tipo de un mesociclo para una mujer (ciclo menstrual 28 días)

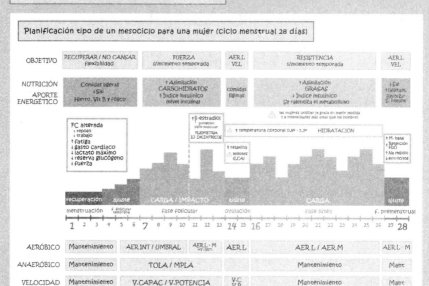

OBJETIVO	RECUPERAR / NO CANSAR flexibilidad	FUERZA s/momento temporada	AERL VEL	RESISTENCIA s/momento temporada	AERL VEL
NUTRICIÓN APORTE ENERGÉTICO	Comidas ligeras ↓Sal Hierro, Vit B y fólico	↑Asimilación CARBOHIDRATOS ↑Índice insulínico (nivel insulina)	comidas ligeras	↑Asimilación GRASAS ↓Índice insulínico Se ralentiza el metabolismo	↓Sal ↑Glutam. Reforzar S. inmune

FC alterada
↑ reposo
↑ trabajo
↑ fatiga
↑ gasto cardíaco
↓ lactato máximo
↓ reserva glucógeno
↓ fuerza

↑β-estradiol proteger daño muscular PLIOMETRÍA EJ EXCÉNTRICOS

↑ relaxina ↑ lesiones (LCA)

las mujeres utilizan la grasa en mayor medida y a intensidades más altas que los hombres

⚠ ↑ temperatura corporal 0.3º - 3.3º   HIDRATACIÓN

↑ M. basal
↑ Retención H2O
↑ Nn. roiidos
↓ eritrocitos

recuperación | ajuste | CARGA / IMPACTO | ajuste | CARGA | ajuste

menstruación | f. folicular temprana | fase folicular | ovulación | fase lútea | f. premenstrual

1 2 3 4 5 6 7 8 9 10 11 12 13 14 15 16 17 18 19 20 21 22 23 24 25 26 27 28

AERÓBICO	Mantenimiento	AER INT / UMBRAL	AERL-M HV/HIN	AERL	AERL / AERM	AERL-M
ANAERÓBICO	Mantenimiento	TOLA / MPLA		Mantenimiento		Mant
VELOCIDAD	Mantenimiento	V.CAPAC / V.POTENCIA	V.C V.P	Mantenimiento		Mant
FUERZA	Mantenimiento	HIPERTROFIA / CIM / VR	F. RESIS	Mantenimiento F. máx / F. Resistencia		F. RESIS

Píldora Anticonceptiva

 salud de la mujer · NO rendimiento
ginecólogo/a · NO entrenador/a

 Anticonceptivo hormonal (en su mayoría mezcla de estrógenos y progesterona). Toma diaria por vía oral
Función: prevenir ovulación y engrosar la mucosidad del cuello del útero para dificultar la entrada del esperma

Píldora Monofásica
proporcionan la misma cantidad de hormonas c/asem

Píldora Trifásica
proporcionan diferentes cantidades de hormonas c/asem

ESTUDIOS SOBRE LOS EFECTOS DE LA PÍLDORA ANTICONCEPTIVA EN EL RENDIMIENTO
**Los valores vuelven a la normalidad al interrumpir el tratamiento

✓ Efecto protector de la lesión del LCA de la rodilla
✓ Facilita la planificación en base al ciclo menstrual

↓ VO2Max · dificultades respiratorias esfuerzos máx
↓ Potencia Aeróbica Máx
↓ Umbral Anaeróbico
↓ Tiempo hasta la fatiga
↓ FCmáx y fuerza isométrica

↑ Ratio de oxidación de grasa y a intensidades más altas
↑ Creatin Kinasa · ↑ daño muscular
↑ Estrés oxidativo · ↑ riesgo cardiovascular

Otros Métodos Anticonceptivos

preservativo masculino | preservativo femenino | diafragma

anillo hormonal | implante | DIU

 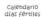

inyección anticonceptiva | calendario días fértiles

parche anticonceptivo | cirugía esterilizadora

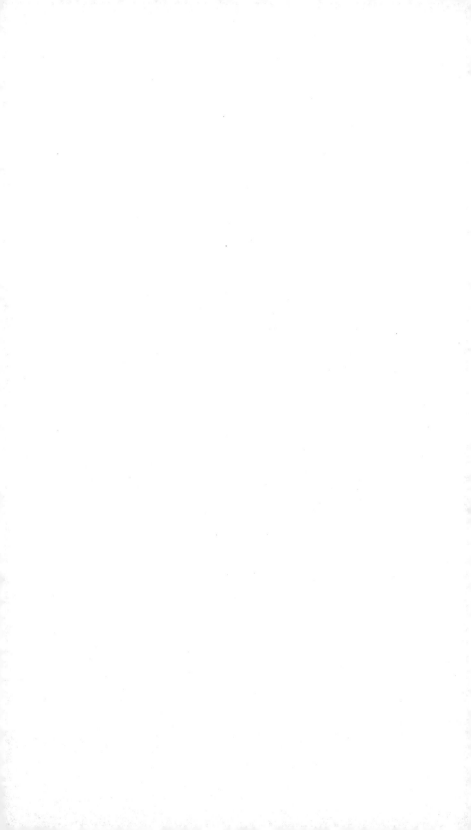

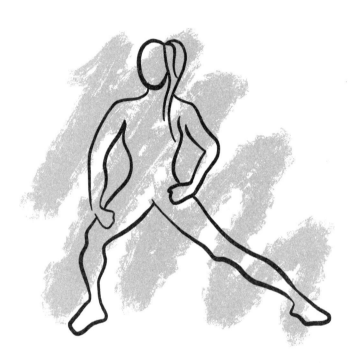

4.
Lesiones y dolencias en la mujer

Cuerpos diferentes, lesiones diferentes

Aunque parezca mentira, también hay lesiones más específicas en las mujeres. Ya que el cuerpo femenino es diferente al del hombre, es lógico pensar que, aun practicando los mismos deportes, se pueden producir lesiones diferentes, y es que tanto las zonas afectadas como el mecanismo que produce la lesión pueden presentar diferencias respecto al hombre.

Son muchas las razones para que se produzcan estas diferencias, como hemos apuntado ya: desde la propia anatomía y la biomecánica a, cómo no, la influencia que ejercen las hormonas sobre sobre tendones y ligamentos.

En este capítulo vamos a hablar de las lesiones más importantes y las que más incidencia tienen en la mujer a la hora de practicar deporte.

Un primer apunte: estudios realizados con futbolistas en Suecia y Dinamarca demuestran que las lesiones en tobillo y rodilla afectan más a las mujeres y, además, estas se relacionan con determinadas fases del ciclo menstrual. Además, se ha visto que las mujeres que toman anticonceptivos tienen una incidencia lesional menor que las que no los toman, sobre todo con respecto al ligamento cruzado anterior (LCA) de la rodilla.

Ligamento cruzado anterior de la rodilla (LCA)

La rotura del ligamento cruzado anterior es una de las lesiones que más prevalencia presentan en la mujer. Se debe tener en cuenta, además, que el mecanismo lesional es diferente que en los hombres, ya que, en la mayoría de los casos, no se produce por traumatismo directo, sino en función de la posición adoptada por la rodilla, sin que se produzca siquiera ningún contacto.

La rotura del LCA es una de las más estudiadas debido a que representa un problema de salud más que de lesión meramente deportiva.[50] Y esta lesión no acaba cuando se ha reconstruido el ligamento; con el tiempo, la mayoría de las personas operadas desarrollan algún tipo de daño en el cartílago e inestabilidad, hasta el punto de que se calcula que

---

50. Peterson y Krabak (2014) estimaron en 250 000 roturas anuales y 100 000 reconstrucciones en Estados Unidos.

el 50 % de las roturas acabarán desarrollando algún tipo de artritis. Lo normal es que, al cabo del año de la operación, se incorporen a su deporte el 50 % de los operados, el 24 % a los dos años, y un 11 % termine dejando el deporte.

El aumento de la participación femenina en el deporte, con especial relevancia en las modalidades de contacto y de equipo, ha hecho que se incrementen en gran proporción los casos de rotura de LCA en mujeres. También hay que decirlo, en no pocos casos esta rotura se debe a la escasa información y formación de los entrenadores sobre la especificidad del entrenamiento en mujeres.

En un trabajo realizado en 2014 ya se estudiaba cómo la incidencia de la rotura del LCA de la rodilla es de dos a ocho veces mayor en las mujeres que en los hombres que practican los mismos deportes.[51] Esta misma proporción —de dos a ocho roturas más en las mujeres— es una constante en las referencias bibliográficas.[52]

Ya en 1989, en un estudio que siguió a 84 jugadoras de fútbol, se determinó que había una mayor relación de lesiones en las fases pre y menstrual,[53] una evidencia que se constató posteriormente en relación con las mujeres atletas cuando se observó que el índice de sus lesiones era mayor en la rodilla, sobre todo en los días previos a la ovulación.[54]

51. Arbizu y Valenti, 2014.
52. Huston, L., y Greenfield, M., 2000.
53. Moller-Nielsen, J., y Hammar, M., 1989.
54. Wojtys, 2002.

Con todo, sería un argumento muy pobre y reduccionista adjudicar el mayor índice lesional de la mujer únicamente a las fluctuaciones hormonales, pues factores muy diversos actúan sobre esta lesión:

Construcción anatómica

La cadera de la mujer es más ancha y esto hace que el ángulo de incidencia del fémur sobre la tibia y el peroné sea distinto al hombre: es lo que se conoce como ángulo Q. Este grado más abierto hace que el LCA tenga más tensión.

Ángulo Q

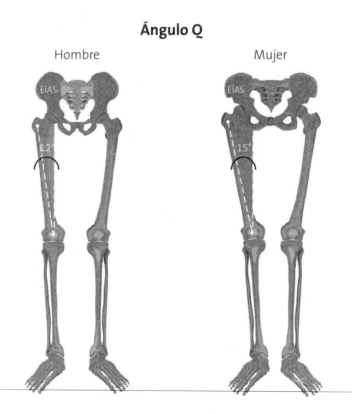

Hombre   Mujer

El LCA de la mujer presenta unas características diferentes al de los hombres: es más estrecho y tiene menor longitud, y está formado también por menos fibras de colágeno, lo cual le da una menor rigidez de manera general. Esto tiene una importante implicación al observar diversos momentos angulares de la articulación y su peligro para el LCA. El problema se agrava porque en las mujeres esta distancia es menor ya de entrada, y, si además tenemos en cuenta que es más estrecho, podemos decir, sin lugar a dudas, que **el LCA de la mujer tiene mucho más riesgo de rotura que el de los hombres.**[55]

Factores neuromusculares

Por un lado, las mujeres presentan un patrón de movimiento diferente en las caídas, los saltos, los giros o los cambios de dirección. La mujer suele realizar estos movimientos con menor grado de flexión de rodilla y tobillo y con un mayor valgo de rodilla —se llama así a una deformidad que hace que las rodillas se coloquen giradas hacia dentro— y rotación de la cadera. Estas diferencias se empiezan a evidenciar a partir de la aparición de la menarquia, cuando las niñas hacen su último gran estirón, que no va acorde con la ganancia de fuerza ni con la coordinación neuromuscular, lo que provoca un desequilibrio de la acción de la musculatura.[56]

Además, ante una caída, la mujer activa primero el cuádriceps, mientras que los hombres suelen activar la musculatura

55. Cheung, y otros, 2015.
56. Griffin y otros, 2006.

isquiosural, principal protectora del LCA. Como resultado, la sobrecarga sobre el LCA es mucho mayor en ellas.[57]

Durante la frenada de una caída o la recepción de un salto, los hombres mantienen durante más tiempo la rigidez muscular del cuádriceps, lo que conlleva un efecto protector del LCA, en tanto que en las mujeres esta rigidez se pierde antes.

Por otro lado, el core (es decir, la musculatura de la zona central del cuerpo, la abdominal, y la musculatura de la espalda en las zonas dorsal y lumbar), que es el encargado de mantener estable el tronco en la caída y el frenado, presenta menor fuerza en la mujer, por lo que esta vibración y balanceo también favorecen al aumento de tensión en el LCA.

Factores biomecánicos

Dentro de estos factores biomecánicos, podemos hablar de las diferencias entre hombres y mujeres en la activación de cuádriceps y musculatura isquiosural en caídas, frenadas, cambios de dirección, etcétera: la reacción es más lenta en las mujeres que en los hombres, y esta misma tendencia se observa en la musculatura de los abductores de la cadera.

La rodilla de la mujer tiene más tendencia al valgo: es decir, a la colocación de las rodillas hacia dentro, y este arco se acentúa en los movimientos de caída y frenado, así como en la pisada cuando se corre.[58] Esta tendencia al valgo está

57. Cheung y otros, 2015.
58. Michelidis, 2014; Voskanian, 2013.

íntimamente ligada a la menor activación del glúteo, lo que provoca que la rodilla tenga ese gesto hacia dentro que fuerza el LCA. Si, además, le sumamos la menor fortaleza de la zona del core en la mujer, sucede que, ante una caída o un frenado, la vibración corporal es mayor en ellas que en ellos, y por eso cuesta más la estabilización del cuerpo.

Por último, las diferencias entre la zona dominante —diestra o zurda— y la zona no dominante son mayores en las mujeres que en los hombres. Como consecuencia, la mujer sobrecarga más el lado dominante para compensar y proteger el lado no dominante.

A todos estos factores no podemos olvidar añadir las variaciones hormonales que se dan a lo largo del ciclo menstrual, el cóctel completo para justificar esa mayor incidencia de la rotura del LCA en las mujeres que en los hombres.

Se ha podido demostrar cómo en jugadoras de fútbol y baloncesto era posible observar que la laxitud de la rodilla estaba relacionada con la pérdida de equilibrio, motivo que facilita la aparición de lesiones en la rodilla.[59]

Por otro lado, se han encontrado influencias de la laxitud de la rodilla con el equilibrio, por lo que esta se vuelve más inestable. El valgo de rodilla también se ve favorecido por los cambios de pisadas que se dan en las diferentes fases del ciclo, como explicaremos más adelante.[60]

59. Susan, 2012.
60. Sigward, 2012.

Por resumir, estas diferencias biomecánicas podemos decir que se centran en:

- Un diferente patrón de activación muscular en la recepción del salto entre hombres y mujeres.
- Después de la menarquia las mujeres aterrizan amortiguando menos debido a un menor grado de flexión de cadera, rodilla y tobillo.
- Las mujeres presentan un mayor momento de aducción y rotación interna del fémur, lo que provoca un valgo dinámico de rodilla.
- Activación dominante del cuádriceps sobre los isquios, que son los antagonistas naturales del LCA. Esto predispone a las mujeres a un mayor cajón anterior de rodilla en las desaceleraciones y en la amortiguación de saltos.
- Por último, y lo más diferenciado con respecto al hombre, es la influencia hormonal, en el caso de las mujeres, en el ligamento y en el comportamiento general del sistema.

LA LESIÓN DEL LCA Y EL CICLO MENSTRUAL

Son múltiples los estudios que ya no dejan lugar a dudas en cuanto a cómo en los días previos a la ovulación y durante ella se producen la mayoría de lesiones del LCA:[61]

- En un estudio sobre esquiadoras, se estableció que **las mujeres presentaban mayor riesgo de lesión del LCA en**

61. Shultz, S., y otros, 2008; Hewiit, 2007; Woyjts, 2002.

la fase preovulatoria que en la fase posterior a la ovulación.[62]

- Se realizó un análisis de los artículos publicados entre 1998 y 2011, y en trece de los veintiocho artículos analizados se evidencia que la laxitud ligamentosa de la rodilla cambia a lo largo del ciclo menstrual; además, la gran mayoría de los estudios constatan que **es cerca de la ovulación cuando se produce el mayor valor de laxitud**, por lo que aconsejan a las deportistas realizar trabajos suplementarios de equilibrio, fortalecimiento de zona media y compensación muscular de la pierna.[63]

- También se aconseja **no realizar ejercicios de riesgo, salto, etcétera, sobre todo cerca de la ovulación**, aunque también recomiendan tener cuidado en otras fases del ciclo.

¿Por qué es más fácil que se produzca una lesión del LCA en los días previos a la ovulación o durante esta?

Esto se debe a la laxitud de los ligamentos, que aumenta entre los días 11 y 15 del ciclo, justo antes y durante la ovulación. En estos días se produce *el pico de producción de estrógenos y de relaxina*, y **ambas hormonas aumentan la laxitud ligamentosa.**

Pero, atención, esta laxitud no solo afecta a la rodilla, sino también a los tobillos (más adelante hablaremos de ello).

62. Beynnon, 2006.
63. Belanguer, L., y otros, 2013.

De igual modo, esta lesión de nuevo puede repercutir en una posible rotura del LCA, pues se puede entender que, al perder tensión, el pie apoya en valgo, lo que recae en el valgo de la rodilla y que favorece, una vez más, una posible rotura del LCA.

La mayoría de los estudios coinciden en que el mayor riesgo de lesión del LCA es alrededor de los días 11-14 del ciclo menstrual. El pico de estrógeno afecta a la calidad del ligamento y al aumento de relaxina, debido a la acción de estrógenos y progesterona, y hace que afecte al ligamento, que tiene receptores de relaxina. Además, la relaxina no solo afecta a la laxitud del ligamento, sino que también tiene efectos sobre la menor síntesis y secreción de colágeno.[64]

Durante las diferentes fases del ciclo menstrual se ven afectados los patrones de los mecanorreceptores de ligamentos y músculos; esto cambia la respuesta del sistema propioceptivo de la deportista, que reacciona más tarde.

Con todo, también hay autores que plantean la posibilidad de que sea la cantidad de testosterona y estradiol la que esté relacionada con la rotura del LCA y no la fase del ciclo menstrual.[65]

A manera de resumen podemos decir que:

- El LCA en las mujeres se rompe en mayor proporción que en los hombres.

---

64. Sung, 2012.
65. Stijak, 2015.

- El mecanismo lesional es diferente al hombre, y en la mayoría de las ocasiones se produce sin contacto directo en un cambio de dirección, caída o quiebro.
- Por lo tanto, hay que implementar un programa de prevención de la lesión con trabajos de fuerza de pie y tobillo, propiocepción, y equilibrar la musculatura anterior y posterior de la pierna y el muslo.
- Y, por último, es preciso tener en cuenta las variaciones hormonales del ciclo menstrual y poner especial atención a situaciones de peligro entre los días 11 y 14, en los que hay más riesgo por la acción de la relaxina y el estrógeno.

Otras lesiones

El pie es otra de las estructuras anatómicas más afectadas en las mujeres, y las causas son casi las mismas que en la rodilla: la construcción anatómica del pie es ligeramente diferente en la mujer con respecto al hombre, así como su tamaño, y, por tanto, la capacidad de apoyo es menor que en el hombre. Además, las variaciones de laxitud ligamentosa que se dan alrededor de la ovulación afectan a los ligamentos del tobillo, lo que hace que puedan surgir esguinces sobre el exterior del tobillo en esos días.

Por todo esto, es preciso tener en cuenta estas circunstancias e, incluso, utilizar en estos días otras zapatillas que proporcionen un mayor control si es preciso.

Estas zapatillas deberían tener en cuenta las siguientes diferencias:

- El pie de la mujer es más estrecho.
- También la zona del talón es más estrecha respecto al metatarso de los hombres.
- El empeine de la mujer suele ser más alto que el de los hombres.
- El pie femenino presenta mayor tendencia a la pronación.
- Por otro lado, la mayor anchura de la cadera hace que la pisada de la mujer sea diferente: al tener menos peso, necesita menos amortiguación.

A todo ello se suma la **acción hormonal cíclica**:

- *Durante el embarazo* la mayor secreción de relaxina afecta a toda la musculatura, a la que torna más laxa, y eso hace que **el pie se vuelva plano.**

  Por eso, el calzado y el tipo de zapatillas son un aspecto que hay tener muy en cuenta en esta etapa: la secreción de relaxina es todavía más alta.
- *Una vez terminado el embarazo,* en la mayoría de las mujeres **el pie no recupera su posición habitual al cien por cien,** por lo que el pie queda con una ligera tendencia al valgo, con lo que es más fácil que se desarrolle un juanete al obligar a la articulación del primer dedo a soportar más peso. Este pie en valgo fuerza más la fascia plantar y tensiona más la musculatura de la zona posterior de la

pierna y, con mayor valgo de rodilla, lleva a hacer que se sobrecargue la zona exterior de la rodilla, lo que da lugar a una mayor predisposición al desgaste del cartílago (condromalacia) y a desgastes del menisco.

Para prevenir, es aconsejable que sigas haciendo deporte durante el embarazo (aunque de forma adecuada), y después de dar a luz, para que la musculatura del pie no se resienta tanto.

Hacer ejercicio descalza después del embarazo te ayudará a fortalecer la musculatura intrínseca del pie.

OTRAS CIRCUNSTANCIAS QUE PUEDEN AFECTAR
A TUS PIES:

- Cuando se produce el pico de estrógeno y relaxina (esto sucede cerca de la ovulación, en torno a 2-3 días antes de esta, y también durante la ovulación), aumenta la laxitud y el pie tiende a pronar y perder el arco plantar, por lo que también influye en la alineación de la rodilla, que tendrá más tendencia al valgo.
- Al perder el arco plantar, la tensión sobre la fascia aumenta y, si a eso le sumamos la tendencia a **calzar chanclas planas de poca suela** y muchas veces sin sujeción, lo que obliga a hacer garra con los dedos del pie, tene-

mos el cóctel completo para que se produzca la **fascitis plantar.**

- La utilización de **zapatos de tacón** tampoco ayuda a la prevención de lesiones, ya que su uso excesivo y continuado aumenta la presión sobre la parte delantera del pie, y el acortamiento del gemelo y sóleo afectará a la flexibilidad del tendón de Aquiles y a un aumento de la pronación. Este acortamiento también puede producir cambios en la zona lumbar.

Las mujeres presentan una mayor proporción en una serie de lesiones, y todas ellas se ven aumentadas en número y gravedad ante **períodos de amenorrea:**

- **Periostitis tibial:** en muchos casos degenera en fracturas por estrés, sobre todo si la mujer presenta un período de amenorrea.
- **Síndrome de cintilla iliotibial:** la construcción de la anatomía de la articulación de la rodilla hace que la mujer presente un mayor roce de la cintilla con la cabeza del fémur.
- **Síndrome del piramidal:** debido a la menor activación del glúteo.
- **Metatalsargias:** se ven favorecidas por el uso repetitivo de excesivo tacón. Pero conviene recordar que los zapatos planos y de suela blanda favorecen la aparición de fascitis plantar.
- **Condromalacia rotuliana:** mucho más abundante en la mujer debido a múltiples causas, como desequilibrio de

la musculatura anterior y posterior del muslo, períodos de laxitud aumentada todos los meses en la fase cercana a la ovulación, tendencia al valgo de rodilla que hace que la rótula rote más que en los hombres, lo que produce el roce con el fémur y, con ello, la condromalacia y la hiperextensión de esta.

Anemia

Hablamos de anemia cuando hay una disminución de la masa de eritrocitos y de la concentración de hemoglobina. Los valores de referencia se establecen en función de la edad, el sexo, las condiciones medioambientales (altitud), el nivel deportivo, etcétera.

Los valores que se dan de referencia para mujeres son de 12 g/dl en hemoglobina Hb, pero también dependerá de los niveles de hierro.

Las anemias se pueden clasificar, en función de la morfología de los eritrocitos, en:

* **Macrocítica**: con incremento del tamaño de los eritrocitos VCM; la causa más frecuente es el déficit de vitamina B12.
* **Normocítica**: normalmente asociada a algún tipo de enfermedad crónica.
* **Microcítica**: VCM menor de 80; la causa más frecuente es el déficit de hierro debido a un exceso de sangrado,

hemorragia uterina anormal o un desgaste excesivo por la carga del entrenamiento.

Los síntomas de la anemia van desde la fatiga —manifestación más normal en deportistas— a náuseas, mareos, insomnio, irritabilidad, falta de concentración, desorientación, alteraciones de ritmo menstrual o incluso amenorrea.

El hierro se adquiere a través de la alimentación: se absorbe en el duodeno y se almacena en el hígado en forma de ferritina. Al realizar una analítica, por tanto, debemos observar estos valores, los de ferritina, pues es la «despensa» de donde se va a sacar la materia prima para mantener los niveles de eritrocitos, mioglobina, etcétera.

La anemia tiene un desarrollo más o menos igual en todos los casos, y se produce de manera progresiva. Si partimos de una situación de normalidad con un recuento de reticulocitos normal, debería comenzar con niveles bajos de ferritina y hierro sérico, sin aumento de la transferrina y una baja saturación de la transferrina. En la siguiente fase baja el VCM y, por último, baja también la hemoglobina.

SERIE ROJA	CONCEPTO/ FUNCIÓN	VALORES		COMENTARIOS
		HOMBRE	MUJER	
Eritrocitos	Encargados del transporte de O2	4,5-6,5 mill./ mm³	3,8-5,8 mill./ mm³	

SERIE ROJA	CONCEPTO/ FUNCIÓN	VALORES		COMENTARIOS
Hemoglobina	Proteína en la que se produce la fijación de O2 para transporte	14-18 g/dl	12-16 g/dl	En deportes de resistencia debemos buscar valores más altos menos de 12 g/dl anemia
Hematocrito	Porcentaje de eritrocitos en el volumen total de sangre	40-50%	35-45%	En deportes de resistencia se pueden dar valores más bajos por el incremento del volumen sanguíneo
Volumen corpuscular medio	Volumen y tamaño de los hematíes	80-98 fL		En anemias por falta de hierro el VCM es bajo. Si el VCM aumenta, la HCM también aumenta. La CHCM permanece normal
Hemoglobina corpuscular media	Cantidad media de Hb por hematíes	27-32 pgr		
Concentración de Hb corpuscular media	Concentración de Hb por hematíe según su volumen =/Hb/ Hematocrito	30-38 g/dl		
Serie plaquetaria	Encargadas de la coagulación sanguínea	150-450 X1000 mm^3		Valores elevados, riesgo de trombosis. Valores disminuidos, riesgo de hemorragias

Mujeres en forma

SERIE ROJA	CONCEPTO/ FUNCIÓN	VALORES		COMENTARIOS
Velocidad de sedimentación	Velocidad de sedimentación de los glóbulos rojos	1-13 mm/h en la 1.ª hora 2-30 mm en la 2.ª hora		Aumenta en infecciones bacterianas, enfermedades reumáticas, lesiones musculares y enfermedades hematológicas
Hierro	Hierro circulante en sangre	45-170 ng/dl	50-140 ng/dl	No es valor de reserva; en deportistas es necesario +80
Ferritina	Almacén de hierro	30-300 ng/ml	10-200 ng/dl	Indica las reservas de hierro en deportes de resistencia; mínimo 100-130
Transferrina	Transportador de hierro	202-400 mg %		Indica el hierro que esta fuerza de la hemoglobina o no está unido a la ferrita
Proteínas totales	Proteínas circulantes en plasma	6,6-8,7 %		En deportes de resistencia, valores recomendados de 7,8 a 8,2 %
Glucosa	Metabolismo de los HC	90-100 mg/dl		Valores altos indican una posible diabetes

	Normal	Reducción de depósitos	Eritropoyesis deficiente	Anemia ferropénica
Hemoglobina	Normal	Normal	Normal baja	Baja
VCM	Normal	Normal	Normal baja	Baja
Fe sérico	75-165	60-115	-60	-40
Saturación de transferrina	20-50	15-35	-15	-10
Ferritina	40-160	-20	10	-10
Depósito medular	Normal	Bajo	Vacío	Vacío
Sideroblastos	30-50	30	-10	-10

Tabla 5. Liumbruno, G., *Blood Transfus*, 2009, vol. 34, págs. 102-108.

Síndrome de ovario poliquístico (SOP)

Los primeros que hablaron del síndrome de ovario poliquístico fueron Stein y Leventhal en 1935 y, para definirlo, tuvieron en cuenta varios factores:

Hirsutismo: crecimiento de vello excesivo en la mujer debido a un exceso de andróginos.
Amenorrea: anovulación crónica, infertilidad, obesidad y presencia de quistes en los ovarios.

Posteriormente, varios autores fueron aportando más características, y en el congreso de Rotterdam de 2003 se establecieron los criterios de diagnosis y los cuatro tipos de SOP:

- **Clásico**: se presenta con hiperandrogenismo, anovulación, oligoovulación y con apariencia de ovarios poliquísticos.
- **Clásico sin ovarios poliquísticos**: cursa con hiperandrogenismo, anovulación y oligoovulación con ovarios de apariencia normal.
- **Ovulatorio**: hiperandrogenismo y ovarios de aspecto poliquístico.
- **Leve o normoandrogénico**: oligoovulación o anovulación con ovarios de aspecto poliquístico y niveles de andrógenos normales.

El diagnóstico del SOP se hace a través del estudio del historial familiar y de un examen físico donde se busca exceso de acné, alopecia, crecimiento excesivo de vello, índice de masa corporal y muestras de sangre para descartar problemas de diabetes, andróginos y colesterol. También debe realizarse una prueba de diagnóstico a través de la imagen, y para considerar que el ovario es poliquístico, se debe observar que contenga al menos doce folículos con un tamaño de entre 2 y 9 milímetros.

Las investigaciones se han ido centrando en **qué tipo de ejercicio sería más beneficioso para aquellas mujeres que padecen SOP**:

En 2015 se consiguió mejorar la composición corporal de los niveles de HDL (el también conocido como «colesterol bueno») y la reducción del porcentaje graso mediante un **entrenamiento de alta intensidad (HIIT)**.[66]

---

66. Almenning, 2015.

El HIIT, así pues, es uno de los sistemas de entrenamiento más buscados para la mejora de los síntomas del SOP.

En 2019 se llevó a cabo un ensayo que separó el entrenamiento en dos grupos para observar cómo influía en los síntomas del SOP:[67] uno de HIIT y otro de trabajo a la misma intensidad, pero de manera continua. Después de doce semanas se consiguieron los mismos efectos con el HIIT y con el trabajo continuo en ciertos parámetros: bajar los niveles de HDL, de insulina, de triglicéridos, de colesterol y de LDL. Sin embargo, el trabajo continuo se mostró más eficaz en la pérdida de peso y en el descenso de IMC.

Otro de los entrenamientos estudiados para mejorar los síntomas del SOP es el **entrenamiento clásico de resistencia.** Así, después de un programa de entrenamiento en bicicleta estática se comprobó que mejoraban todos los parámetros estudiados: bajada del IMC y peso, porcentaje de grasa, mejora de la sensibilidad a la insulina, y más de un 60 % de las participantes manifestó una mejora de sus síntomas y regulación de su ciclo menstrual.[68]

Otro estudio ideó un programa de cuatro meses con tres sesiones a la semana de 40 minutos de ejercicio aeróbico al 60-85 % de la frecuencia cardíaca máxima. El grupo de

67. Aktas, 2019.
68. Vigorito, 2007.

trabajo aeróbico mejoró el IMC, la salud general, y redujo la circunferencia de cintura y también la presión sanguínea.[69]

Hay otro grupo de estudios que se han centrado en el **trabajo de fuerza** y su influencia sobre el SOP. Todos los autores coinciden en los beneficios del entrenamiento de fuerza sobre el SOP, pues disminuyen todos los parámetros, independientemente del trabajo realizado.

El principal problema hoy es que la mayoría de los estudios se han hecho sobre mujeres con SOP, pero, además, con sobrepeso u obesidad. Hacen falta estudios con mujeres en peso normal, y también en aquellas que practican deporte con regularidad. No obstante, la conclusión de todas las investigaciones es que **la práctica de ejercicio físico aeróbico y de fuerza son beneficiosos para el SOP.**

En los últimos años se ha incorporado un nuevo método de trabajo, el HIT en sus distintas variaciones, y por ahora parece que también tendría efectos beneficiosos para el SOP.

Síndrome premenstrual

El síndrome premenstrual es un conjunto de síntomas —algunos autores hablan de hasta trescientos— en los días previos al inicio de la menstruación. Los principales síntomas son físicos: dolor abdominal, de cabeza, lumbar, aumento de la fatiga..., pero también presenta síntomas de tipo

---

69. Costa y otros, 2018.

emocional y psicológico: depresión, ansiedad, cambios de humor, etcétera.

En los últimos tiempos se ha observado como **determinadas actividades deportivas pueden reducir estos síntomas.** Y más si se combinan con algunas normas alimenticias.

Hay numerosas evidencias que muestran que simplemente con ejercicio de determinadas características se pueden disminuir los síntomas. Por ejemplo, un estudio asegura que el ejercicio aeróbico de intensidad media basta para ello.[70]

En una revisión sistemática este tipo de ejercicio se señala como el más indicado, pero lo cierto es que todavía es necesaria mucha investigación para analizar volumen, densidad e intensidad.

Aunque las investigaciones no son concluyentes, con todo, parece que tres días de entrenamiento aeróbico de intensidad media-baja serían suficientes para reducir los síntomas del síndrome premenstrual, sobre todo en cuanto a dolores lumbares y desórdenes digestivos.

70. Mohebbi, 2018.

RESUMEN LESIONES Y DOLENCIAS DE LA MUJER

Rotura Ligamento Cruzado Anterior

2-8 veces más incidencia de rotura ♀>♂ en ocasiones sin contacto
🏀 x 3,5 ⚽ x 2,6

Presenta un problema de salud:
- 50% desarrolla artritis
- 50% reincorporación 1 año
- 24% reincorporación 2 años
- 11% abandono

ANATOMÍA
LCA en mujeres:

- más estrecho
- menor longitud
- menos fibras de colágeno
  (menor rigidez general)

cadera más ancha:
> mayor Ángulo Q;
> menor tensión LCA;
> mayor probabilidad de lesión

Mayor valgo de rodilla
(△ trabajo de gluteo medio)
por rotación de cadera

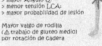

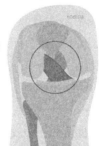

rodilla

FACTORES BIOMECÁNICOS

Mayor riesgo de rotura del LCA debido a una menor estabilización ante una CAÍDA:

- Menor amortiguación debido a un menor grado de flexión de cadera, rodilla y tobillo

- Diferente patrón de activación muscular: cuádriceps > isquios

- Menor tiempo de rigidez muscular del cuádriceps

- Carencia de fortaleza de la zona del CORE

FACTORES NEUROMUSCULARES:

Una deficiente planificación de entrenamiento de ganancia de fuerza y mejora en la coordinación neuromuscular a partir de la menarquia y el último estirón puede provocar un desequilibrio en la acción de la musculatura agonista y antagonista

Esto provoca que el patrón movimiento en caídas, saltos, giros y cambios de dirección en mujeres se vea alterado

FLUCTUACIONES HORMONALES A LO LARGO DEL CICLO:

Mayor riesgo de lesión en la fase preovulatoria y ovulación (días 11-15 del ciclo menstrual)

- El aumento y pico de producción de relaxina hace que aumente la laxitud ligamentosa y la articulación sea más inestable

- El pico de estrógeno afecta a la calidad del ligamento

- △ trabajo de equilibrio, propiocepción, fortalecimiento zona media y compensación muscular de la pierna

---

Lesiones del pie

ANATOMÍA DEL PIE
en mujeres:

- más estrecho
- menor tamaño
- zona del talón más estrecha
- empeine más alto

CONSECUENCIAS

- menor capacidad de apoyo
- mayor tendencia a la pronación
- una mayor anchura de cadera modifica la pisada hacia el valgo

PRODUCCIÓN DE RELAXINA
FASE PREOVULATORIA Y OVULACIÓN:

Aumento de laxitud ligamentosa

- Pronación del pie
- Pérdida del arco plantar
- Tendencia pie valgo

LESIONES MÁS COMUNES EN MUJERES

- Periostitis tibial: puede degenerar en fractura de estrés
- Síndrome de la cintilla iliotibial: mayor roce de la cintilla con la cabeza del fémur
- Síndrome del piramidal: deficiencia en la activación del gluteo
- Metatarsalgias: excesivo uso del tacón
- Condromalacia rotuliana: desequilibrio en la musculatura anterior y posterior del muslo, periodos de laxitud, tendencia al valgo

con exceso

presión en la parte delantera, acortamiento gemelo y sóleo, menor flexibilidad talón aquiles, aumento de pronación

suela plana y "efecto garra": fascitis plantar

EMBARAZO

Etapa de mayor secreción de relaxina volviendo laxa la musculatura

Terminado el embarazo, el pie no recupera 100% su posición habitual

PREVENCIÓN:
Actividad física adecuada durante y después (*descalza)

CONSECUENCIAS PIE VALGO

tendencia al pie valgo → tensión fascia plantar

sobrecarga articulación 1º dedo → tensión en la musculatura posterior de la pierna y zona exterior de la rodilla

probabilidad desarrollo juanete → condromalacia y/o desgaste de menisco

Anemia

12 g/dl Hemoglobina Hb
≤ ferritina

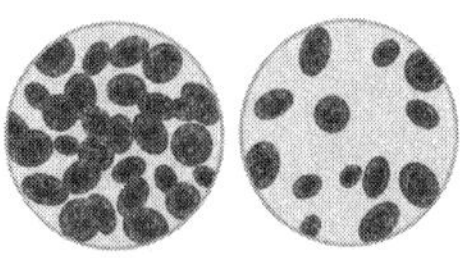

↓ masa de eritrocitos (glóbulos rojos)
↓ concentración de hemoglobina

Macrocítica
VCM > 100 fL
déficit vit B12

Normocítica
VCM 80 - 100 fL
asociada enfermedad crónica

Microcítica
VCM < 80 fL
déficit hierro:
exceso sangrado,
hemorragia uterina anormal
o desgaste excesivo por entrenamiento

SINTOMAS:
- fatiga (+ común deportistas)
- náuseas
- falta de concentración
- desorientación
- alteración ritmo menstrual
- amenorrea

Síndrome Ovario Poliquístico (SOP)

ligado a cambios en los niveles hormonales que dificultan la liberación de óvulos maduros a los ovarios

CLÁSICO
- hiperandrogenismo
- anovulación
- oligo-ovulación
- ov. poliquísticos

CLÁSICO SIN OV. POLIQ.
- hiperandrogenismo
- anovulación
- oligo-ovulación

LEVE O NORMO ANDROGÉNICO
- anovulación o oligo-ovulación
- ov. poliquísticos
- niveles andrógenos normales

OVULATORIO
- hiperandrogenismo
- ov. poliquísticos

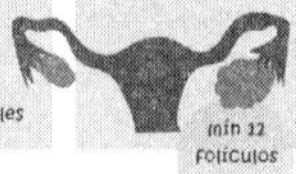

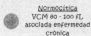

min 12 folículos 2-9 mm

historial familiar, exceso de acné, alopecia, crecimiento excesivo de vello, IMC, muestras de sangre

ACT. FÍSICA RECOMENDADA
- Ejercicio aeróbico
- Fortalecimiento muscular
- HIIT

Síndrome Premenstrual (SMP)

días previos a la menstruación

SINTOMAS FÍSICOS
- dolor abdominal
- dolor de cabeza
- aumento de fatiga
- desórdenes alimenticios
...

ACT. FÍSICA RECOMENDADA
Ejercicio Aeróbico:
3 sesiones // Int: media-baja

SINTOMAS EMOCIONALES Y PSICOLÓGICOS
- cambios de humor
- depresión
- ansiedad
...

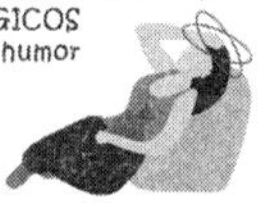

Cáncer

LA ACTIVIDAD FÍSICA PREVIENE...
- ✓ aparición cáncer mama
- ✓ recaídas
- ✓ atrofia muscular
- ✓ catabolismo muscular
- ✓ disminución tamaño fibrilar
- ✓ rabdomiolisis

BENEFICIOS
(antes, durante y después)
- ↑ calidad de vida
- ↑ funcionamiento físico
- ↑ acción insulínica
- ↑ acción factores IGF-1
- ↑ fuerza, VO2 Max
- ↑ estado de ánimo
- ↓ fatiga
- ↓ grasa y estrógenos
- ↓ náuseas, malestar general
- ↓ efectos secundarios de los tratamientos

ACT. FÍSICA RECOMENDADA
Metodología:
- Fortalecimiento muscular:
  2-3 sesiones // 20-60' (2x10'diarios)
  2-3 series x 3-10 reps x 50-70% 1 RM
  descanso 2-3'
- Ejercicio aeróbico: 3-5 sesiones
  20-60' // 55-85% FCmáx
- Caminata Nórdica: 3 sesiones x 45'

Progresión adecuada
Adaptarse a:
- circunstancias del tratamiento
- estado físico del paciente

Infarto

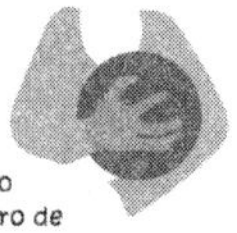

SINTOMAS:
- leve dolor y opresión de pecho
- dolor en el centro de la espalda
- indigestión
- náuseas
- vómitos

↑ incidencia ♀≥♂
↑ mortalidad
CONCIENCIACIÓN

Fibromialgia

enfermedad crónica
etimología desconocida

SINTOMAS:
- dolor crónico generalizado del aparato locomotor
- fatiga
- ansiedad
- sueño no reparador
- trastornos de humor
- mala calidad de vida

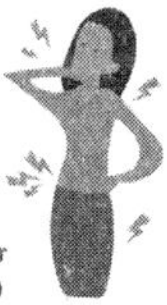

BENEFICIOS ACTIVIDAD FÍSICA
- ↑ función respiratoria
- ↑ función psicosocial
- ↑ fuerza y movilidad
- ↑ equilibrio y control postural
- ↓ mortalidad cardiovascular
- ↓ factores de riesgo enfermedad coronaria

ACT. FÍSICA RECOMENDADA
Objetivo:
Mejora de la capacidad general funcional
Metodología:
- Ejercicio aeróbico: bajo impacto
  caminar, bici est, danza, act acuáticas
  3-4 sesiones // 30' // 70% FCmáx
- Fortalecimiento muscular:
  (+equilibrio) // 2 sesiones
  1-2 series x 8-12 reps x 60% 1 RM
  descanso activos 2-3'
  ~~trabajo isométrico~~ → dolor

⚠ respetar progresión de entrenamiento:
sesiones cortas a largas
intensidad baja a media-alta

evitar ej. concéntricos por encima de la cabeza

continuo apoyo emocional y motivación

incluir ej. correción postural

incluir ej. flexibilidad

¡ DIVERTIRSE !

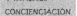

5.
El infarto en las mujeres y otras dolencias

Un problema del que preocuparte

En 2018, el Instituto Nacional de Estadística (INE) registraba que en España mueren nueve mil mujeres más que hombres por infarto de miocardio. Sin embargo, la sociedad sigue pensando que son los hombres los más afectados por los accidentes cardiovasculares. A este dato se suma un mayor porcentaje de fallecimientos en mujeres hospitalizadas por ACV (accidente cardiovascular): el 52 % frente al 42 % de ellos. Esto es debido a que las mujeres tardan más en reconocer los síntomas del infarto y, cuando acuden al médico, los tratamientos suelen ser menos agresivos y más tardíos.

Los síntomas, por otra parte, tampoco son los mismos. Aunque, al igual que los hombres, las mujeres sienten un **leve dolor y opresión en el pecho**, las mujeres presentan, además, con mayor frecuencia **náuseas, vómitos** e **indigestión**. Asimismo, refieren a menudo **dolor en el centro de la espalda**. Estos síntomas se dan más en las mujeres premeno-

páusicas y menopáusicas, y es MUY IMPORTANTE que *sepan reconocer estos síntomas.*

Fibromialgia

La fibromialgia es una enfermedad crónica de etimología desconocida y que, como síntoma principal, se caracteriza, sobre todo, por dolor crónico generalizado del aparato locomotor.[71] También viene asociada con fatiga, sueño no reparador, ansiedad, trastornos de humor y, en general, una mala calidad de vida.[72] La Organización Mundial de la Salud la considera enfermedad desde 1992.

El abordaje de esta enfermedad se hace desde varias facetas de la vida, sobre todo a través de terapia farmacológica, terapias cognitivas y conductuales y rehabilitación.

Sin embargo, desde hace una década son varios los estudios que plantean la necesidad de tratar la fibromialgia no solo desde el punto de vista farmacológico, sino incidiendo en la necesidad de aumentar y promover nuevas formas de abordaje a partir de la actividad física, con un aumento de las horas y los tipos de trabajo físico.[73]

Los **beneficios de la actividad física en las enfermas de fibromialgia** se pueden resumir en:

71. River, 2006.
72. Wolfe, 2010
73. Gore y otros, 2009.

- Mejora la función respiratoria.
- Reduce los factores de riesgo de enfermedad coronaria.
- Disminuye la mortalidad cardiovascular.
- Mejora la función psicosocial.
- Incrementa la fuerza y la movilidad.
- Mejora el equilibrio y el control postural.

Con todo esto, el objetivo final de la actividad física es **mejorar la capacidad funcional general**.

¿Qué actividad física combate la fibromialgia?

El planteamiento de la actividad física en la fibromialgia debe hacerse desde diferentes desarrollos de metodologías y combinarlas entre sí en el mismo programa:

- **Ejercicio aeróbico:** lo ideal es hacer de tres a cuatro sesiones a la semana mediante ejercicios de bajo impacto, como caminar, caminata nórdica, danza, bici estática o actividades acuáticas que abarquen desde nadar a la carrera en el agua pasando por el aquagym. La intensidad óptima debería estar alrededor del 70 % de la frecuencia cardíaca máxima, aunque, como siempre que se habla de FCM, sería mejor valorarlo a través de la frecuencia cardíaca de reserva. Y la duración mínima debería ser de treinta minutos.
- **Fortalecimiento muscular:** se deben abarcar los grandes grupos musculares y, en muchas ocasiones, se debería

trabajar de manera paralela el desarrollo del equilibrio, con un mínimo de dos sesiones a la semana. La intensidad debería ser sobre el 60 % de la carga máxima levantada de una a dos series de ocho a doce repeticiones con descanso de dos a tres minutos.

Es decir, deberíais trabajar con una carga sobre el 60 % de lo que seáis capaces de levantar en una sola repetición. Esto, por supuesto, tenéis que hacerlo con la supervisión de un profesional. Luego, con el 60 % de ese peso, debéis realizar uno o dos bloques de ocho a doce repeticiones con dos minutos de descanso.

Los descansos deben ser activos, es decir, que no se debe parar completamente, sino que se realizará en ellos trabajo aeróbico ligero, como caminar. Es importante evitar los trabajos isométricos (es decir, aquellos trabajos en los que se hace fuerza contra algo, pero no hay movimiento), pues la disminución de riego que se produce y la falta de oxígeno pueden provocar un aumento del dolor.

Realizar ejercicio en el medio acuático tiene beneficios extras: siempre que la temperatura del agua sea superior a 28 ºC, aunque lo ideal serían 30 ºC. El agua, y realizar ejercicio en ella, proporciona una disminución del tono muscular, y el efecto del agua sirve como masaje, al mismo tiempo que disminuye el impacto osteoarticular. Además, en las personas con sobrepeso les permite trabajar en mejores condiciones.

Es importante en la fibromialgia:

- Respetar al cien por cien el principio de **progresión del entrenamiento.**
- Trabajar desde **sesiones cortas a largas de baja intensidad a intensidad media-alta.**
- Hay que **evitar los ejercicios concéntricos por encima de la cabeza** y los que causen una **alta fatiga.**
- Al inicio del programa, la paciente notará que aumentan las malas sensaciones, la fatiga y el dolor muscular, y será difícil convencerla de que el programa está bien y es normal. Pasado un tiempo prudencial, notará más los beneficios que las molestias, pero será necesario un **continuo apoyo emocional** y de **motivación.**
- Por último, será muy **importante incluir ejercicios de corrección de las posturas** para evitar dolores cervicales y lumbares.
- Y, al igual que en el desarrollo de otras actividades dirigidas a mejorar diferentes patologías, **lo fundamental es divertirse.**

Lo que es cada vez más evidente es que **el ejercicio tiene efectos beneficiosos sobre el estado físico, psíquico y emocional de la paciente de fibromialgia.**

En un reciente metaanálisis, se ha observado claramente cómo los ejercicios aeróbicos y de fuerza son efectivos para **mejorar la calidad de vida** y para **reducir el dolor,** y los ejercicios de flexibilidad **mejoran la salud general** de estas pacientes.[74]

Cáncer

El cáncer —sobre todo el de mama— es una de las enfermedades que más se ha investigado en su relación de mejoría con el ejercicio físico, pero para ello debe mantener ciertas pautas. Se han comprobado los beneficios del deporte en relación con el cáncer tanto como la prevención para mejorar el proceso de recuperación.

ACCIÓN PREVENTIVA DEL EJERCICIO EN RELACIÓN
CON EL CÁNCER

Son múltiples los estudios que demuestran el efecto beneficioso y preventivo del ejercicio físico en la prevención del cáncer de mama.

Se ha estudiado, por ejemplo, el efecto que produce caminar de tres a cinco horas a la semana a 5 kilómetros por hora, y la conclusión es que las mujeres que tenían un tumor dependiente del mecanismo hormonal obtuvieron los mayores beneficios.[75]

74. Sosa-Reina, 2017.
75. Holmes, 2005.

Por otra parte, en una gran investigación de diez años sobre más de millón y medio de sujetos, y con 80 000 mujeres con cáncer de mama entre los 4 y los 31 años, se observó cómo aquellas mujeres que eran físicamente activas tenían una incidencia de entre un 20 y un 40 % menos de cáncer de mama.[76]

También hay estudios que demuestran que **existe una relación directa entre la cantidad de ejercicio y la incidencia de cáncer:** se ha demostrado, por ejemplo, que hay una disminución del 6 % de riesgo de padecer cáncer de mama por cada hora de más de actividad física a la semana, pero, en cambio, no hubo relación con la intensidad de dicho ejercicio.[77]

Existe una muy clara relación entre el cáncer de mama y los altos niveles de estrógenos. Además, el ejercicio físico ayuda a mejorar la acción de la insulina, otro factor relacionado con este tipo de cáncer. Por lo tanto, **el ejercicio suma beneficios a la hora de reducir la grasa, los estrógenos y facilita la acción de la insulina.**[78]

Si nos adentramos en la **acción del sistema inmune y su relación con el ejercicio físico y la incidencia en el cáncer de mama,** también los beneficios del ejercicio son evidentes: el ejercicio potencia la acción de los factores IGF-1, que se estimulan con el entrenamiento de fuerza. Esta proteína

76. Warburton, 2007.
77. Monninkhof, 2007.
78. Hutchinson, 2014.

tiene efectos beneficiosos sobre el cáncer de mama, de pulmón y de próstata.

Se ha demostrado que el ejercicio es eficaz en el aumento de IGF y todas sus proteínas asociadas. Dicho aumento registró beneficios en mujeres sobrevivientes al cáncer, que mejoraron su control de la insulina y de la glucosa, por lo que parece evidente el beneficio del ejercicio físico sobre el cáncer de mama antes, durante y después de padecerlo.[79]

También se ha incidido en la **intensidad de ejercicio**: en 2016 se desarrolló un programa de entrenamiento de fuerza máxima y aeróbica al 80 % de la frecuencia cardíaca de reserva, y se constató que mejoraba la calidad de vida, la fuerza y la disminución de la fatiga. Este tipo de ejercicio aumentó el IGF-1 y no incidió sobre el linfedema.[80]

La caminata nórdica y sus beneficiosos efectos sobre el cáncer

En los últimos años se observa que entre la gente mayor se está implantando un deporte que no es típico de estas latitudes: la caminata nórdica, caminar con bastones.

Pues bien, este tipo de ejercicio también se ha mostrado beneficioso en las pacientes sobrevivientes al cáncer de mama. Sobre todo, a la hora de desarrollar un linfedema y minimizar sus efectos si este se presenta.

79. Meneses-Echávez, 2016.
80. Fernández, 2016.

El volumen de la sesión de caminata nórdica que habrá que realizar, la intensidad y la frecuencia semanal estarán en función de los niveles de actividad física previos y de la adaptación al ejercicio, aunque se puede hablar de, como mínimo, una frecuencia semanal de tres sesiones y 45 minutos de duración.

La caminata nórdica ofrece, además, varias ventajas respecto a otras actividades físicas, no solo aplicables a las pacientes de cáncer de mama: para aquellas mujeres que quieren realizar ejercicio, pero que no encuentran su actividad idónea, esta puede ser una opción muy válida:

- Por un lado, **manejar los bastones presenta un aumento de la fuerza, de la resistencia del tren superior e incide también en la postura**: se ha visto que en pacientes de cáncer de mama este ejercicio aumentaba la fuerza de su tren superior, pero no tenía incidencia sobre el linfedema. Además, el VO2 Max aumenta y aporta más beneficios cardíacos que solo caminar sin bastones.

- Por otro lado, la caminata nórdica también presenta **beneficios psicológicos y emocionales** al ser una actividad que se puede y debe practicar en grupo y al aire libre. Esto produce unos niveles de adherencia mayor. Al ser en grupo y en la naturaleza, como mejor opción posible, genera una sensación de bajo nivel de esfuerzo percibido, es fácil de realizar y no tiene un gran coste económico. En la tabla siguiente hacemos un resumen de sus beneficios.

Ventajas fisiológicas	Ventajas psicosociales	Ventajas de implementación
Integra tren superior e inferior	Actividad grupal y social	Actividad sostenible
Aumenta la resistencia del tren superior	Bajo índice de esfuerzo percibido	Social
Aumenta la capacidad cardiopulmonar	Técnica fácil de aprender	Ecológica
Aumenta el consumo de energía	Fácil adherencia	Económica
Favorece la circulación sanguínea	Aumenta la autoestima	Fácil de integrar con otros protocolos asistenciales
	Reduce el estrés, la ansiedad y la depresión	

Tabla 6. Ventajas y beneficios de la caminata nórdica (CN) en pacientes de cáncer de mama, adaptada de González, 2013

CÓMO AYUDA EL EJERCICIO FÍSICO EN EL TRATAMIENTO ANTES, DURANTE Y DESPUÉS DEL CÁNCER

El ejercicio físico aumentará los niveles del sistema inmunitario, lo que le dará a este la posibilidad de luchar de una manera más eficaz contra las células tumorales.

Además, podremos prevenir los daños generados tanto por la enfermedad en sí como por su tratamiento y convalecencia, como la atrofia muscular, el catabolismo muscular —con la consiguiente pérdida de masa muscular agravada por largas estancias en cama—, o la disminución del tamaño fibrilar y rabdomiólisis.[81]

Los pacientes que padecen cáncer tienen como síntomas más relevantes la fatiga, la astenia, la baja motivación por el ejercicio y el empeoramiento físico y psíquico en general. En un metaanálisis sobre cáncer de mama, se demostró que la realización de actividad física durante el tratamiento logra una mejoría sustancial en la calidad de vida de la paciente, pues disminuye la fatiga y produce un mejor funcionamiento físico general.[82]

Son numerosos los estudios que demuestran el **efecto beneficioso del ejercicio físico para superar la enfermedad**, incluso aunque sea la propia paciente quien marque su ritmo, pues se ha mostrado eficiente durante los tratamientos de quimioterapia o radioterapia.[83]

Recientes estudios del Instituto del Cáncer de los Países Bajos señalan cómo la **actividad física durante la quimioterapia reduce la fatiga, las náuseas y el malestar general**. El estudio estableció tres grupos de mujeres con tratamiento de quimioterapia:

81. Mackinnon, 1999.
82. McNeely, 2006.
83. Lopez-Köstner, 2012; Mock, 1997; y Matthews, 2007.

uno de ejercicio moderado, otro de ejercicio de baja intensidad y un grupo control que no hacía ejercicio. El grupo de ejercicio intenso tuvo menos efectos secundarios y solo un 12 % de las integrantes debieron reajustar sus dosis de tratamiento frente al 34 % del grupo que no practicaba ejercicio.

En la actualidad la recomendación de ejercicio físico se da desde el diagnóstico de la enfermedad, porque de esa manera se perderá menor calidad de vida durante el tratamiento. También se ha visto cómo aquellas mujeres que han superado la enfermedad y practican deporte —actividad física regular— tiene un 6 o un 7 % menos de posibilidades de recaer.

La quimioterapia es un tratamiento altamente fatigante e incide de manera directa sobre el sistema inmune.

- Para aquellas mujeres que antes del tratamiento de quimioterapia no hicieran actividad física, el Servicio de Oncología del Hospital Universitario de Valencia recomienda caminar durante 40 minutos cuatro o cinco veces a la semana a un ritmo medio-alto.
- Si la mujer ya hacía ejercicio con anterioridad, debería seguir con sus patrones de entrenamiento, pero en ambos casos controlados por un entrenador cualificado y en contacto con el servicio de oncología responsable del tratamiento de la mujer.

Hay que tener en cuenta que durante el tratamiento *no todos los días son iguales.* Los tres primeros después de la sesión suelen ser más difíciles, pero hay que intentar realizar algo de ejercicio de baja intensidad.

> Los beneficios del ejercicio físico durante el tratamiento de quimioterapia no se circunscriben al ámbito físico o fisiológico. No podemos olvidar los **altos beneficios que tiene el deporte sobre el estado de ánimo** y para «quitar de la cabeza» la enfermedad a la paciente.

También se han visto beneficios del entrenamiento de fuerza en pacientes de cáncer de mama con tratamiento posterior de radioterapia.[84]

En cuanto al **tipo de ejercicio:**

* La mayoría de los estudios recomiendan **ejercicio aeróbico combinado con fuerza**. Esta combinación tiene efectos anabólicos en musculatura y hueso y hace que muchos de los efectos secundarios de los tratamientos del cáncer se vean minimizados.

  Aun así, aquellas mujeres que **no tengan** experiencia deberían trabajar la **fuerza en máquinas,** aunque, poco a poco y con una prudente supervisión, podrían pasar a realizarse ejercicios mediante peso libre.

84. Wiskemann, 2016.

En cuanto a la **duración**, debemos regirnos por el **principio de progresión del entrenamiento**: con cautela y sentido común, lo ideal para el entrenamiento de fuerza sería de dos a tres sesiones a la semana, de veinte a sesenta minutos de duración, pero habrá veces que, por las circunstancias del tratamiento o del estado físico de la paciente, sea recomendable llegar a esos veinte minutos totales diarios a través de dos sesiones de diez minutos.

- Si nos centramos en el **trabajo aeróbico de resistencia**, podríamos hablar de tres a cinco sesiones semanales de una duración de entre veinte y sesenta minutos. Al igual que en el caso de la fuerza, debemos ser prudentes y observar una adecuada progresión.

Por último, la intensidad del ejercicio aeróbico se desarrollará entre el 55 y el 85 % de la FCM, y en la fuerza, sobre el 50 o el 70 % de una repetición máxima (1RM) de tres a diez repeticiones y dos a tres series por grupo muscular, con especial incidencia en los grandes grupos musculares.

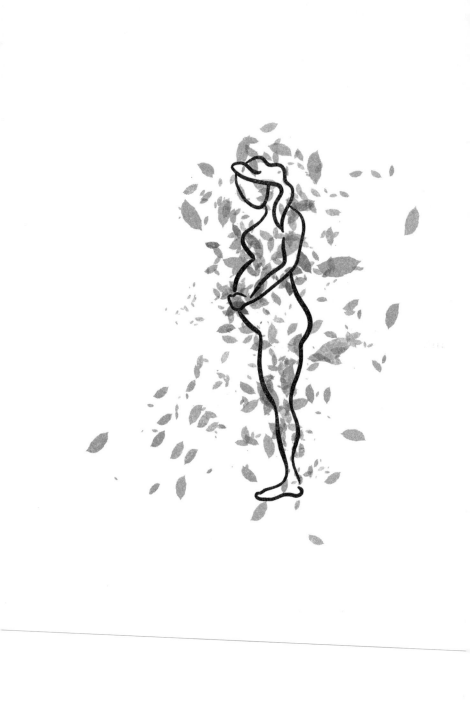

6.
Embarazo y ejercicio físico

Estar embarazada no es estar enferma ni incapacitada, y lo sabes

Cada vez más se desmitifica el hecho de estar o quedarse embarazada, y cada vez es más normal también encontrar a mujeres que no quieren tener ese «privilegio» y no pasa nada.

El hecho de ser mujer no te obliga a ser madre
Ahora bien, si te quedas embarazada y haces deporte, debes saber que el ejercicio físico no es malo. Al contrario, la práctica del deporte beneficiará tanto a la madre como al feto. Eso sí, siempre y cuando se realice con sentido común y con la guía de profesionales.

Vamos a intentar desgranar tanto los beneficios como los peligros, y qué tipo de actividades son las indicadas para los diferentes períodos del embarazo.

Lo primero que hay que decir es que cada vez más mujeres dedicadas al deporte de alto rendimiento se quedan embarazadas, dan a luz y continúan con su exitosa carrera

deportiva. Ejemplos no faltan: Serena Williams, Paula Radcliffe, Dara Torres, Nuria Fernández, Natalia Rodríguez, Maialen Chourraut o la triatleta Nicola Spirig. Todas ellas son ejemplos de deportistas de un altísimo nivel en cada una de sus disciplinas que, después de haber dado a luz, tuvieron buenos e incluso mejores resultados que antes de tener a sus bebés. Como en todas las facetas de la vida de la mujer actual, lo normal es seguir con su actividad diaria; para ello necesitan, entre otras cosas, la implicación de su entorno, tanto profesional como personal, para ayudarlas a llevar a buen término este propósito de vida.

Hay que entender que en una deportista de estas características el embarazo se planifica para poder seguir con su carrera deportiva. Por ejemplo, si una mujer ha sido campeona olímpica en los Juegos Olímpicos de Río 2016 y ha deseado volver a serlo en los JJOO de Tokio 2020 (ahora 2021), los pasos habrán tenido que ser:

- Al acabar los Juegos de Río: reunión con el entrenador, el ginecólogo y la pareja para determinar cuál es el período más idóneo para quedarse embarazada. La idea, más o menos, sería esta:
  —Embarazo: entre septiembre y noviembre de 2016.
  —Nacimiento: agosto de 2017.
  —Reentrenamiento: octubre de 2017 (no significa que antes no haya hecho ya algo para predisponer el cuerpo a regresar con más facilidad).

—Entrenamiento reglado y buscando rendimiento en enero de 2018 con primeros resultados nacionales.

—Entrenamiento de alto rendimiento durante 2019, con resultados internacionales y clasificación.

—Campeona olímpica en los JJOO de Tokio 2020 (2021).

El 70 % de las deportistas olímpicas han tenido partos sin problemas, y el 87 % se reincorporan a su disciplina después de dar a luz.

Características del ejercicio físico durante el embarazo

Lo primero que hay que decir es que una mujer embarazada está, eso, embarazada; ni enferma ni impedida. Si hace ejercicio durante su embarazo, los beneficios para ella y el feto van a ser tan evidentes que pocos en la actualidad no recomiendan el deporte en dicha circunstancia. Otra cosa es que debamos gestionar bien el momento, el tipo de ejercicio y siempre, siempre, con profesionales.

• Si eres deportista de élite, ¡**tienes que seguir haciendo deporte**! Tu deporte y tu rutina han de adecuar la carga a la nueva situación y, también, sin dejar de pensar que no

vas a competir en varios meses. Pero para ti y tu niño sería perjudicial cambiar tu hábito de trabajo. Tu entrenador, tu médico y tu ginecólogo sabrán qué tipo de ejercicio es recomendable para cada momento. Y aunque todo lo que expongo a continuación es para aquellas mujeres que hacen ejercicio por salud, también es válido para ti.

- Si nunca has hecho deporte, **no es el momento de ponerte a correr, nadar o «bicicletear» como una posesa** por aquello de mantener la línea. Lo más recomendable es que te pongas en manos de profesionales sensatos, alejados del *marketing* y de las modas, y hagas un poco de pilates y nades. Y, por supuesto, ¡no lo dejes cuando hayas dado a luz!

Afortunadamente ya no estamos en aquellas épocas no tan lejanas en las que se decía que la mujer embarazada debía comer por dos y se la sometía a un estado de semirreclusión, con la idea errónea de que la actividad física, poco menos que prohibida, podía debilitar al aún no nacido.

El proceso de embarazo genera en la mujer cambios en todos los ámbitos: cardiovasculares, hematológicos, estáticos y dinámicos del aparato locomotor, respiratorios, dermatológicos, metabólicos, endocrinos, hormonales y, por supuesto, psíquicos y emocionales.

El proceso del embarazo es desde sencillo hasta complejo, pero siempre fascinante, y cuanto más lo conozca la mujer, más y mejor sabrá interpretar las señales de su cuerpo y el tipo de actividades que puede y no puede o debe hacer.

Lo que debes saber sobre el embarazo y los cambios en tu cuerpo

El proceso se inicia por la fecundación: comienza en los días de ovulación, cuando un ovocito es liberado y, cuando se encuentra en la trompa, es fecundado. A partir de ahí inicia un viaje espectacular que durante cuarenta semanas no parará de cambiar día a día y casi hora a hora. Ese cigoto empezará a dividirse y dividirse, mientras sigue viajando por la trompa, hasta que llegue a implantarse en el útero. Ahí quedará alojado y se alimentará. En ese momento, el cerebro empezará a generar GCH, la hormona del embarazo y una de las responsables de la mejora del rendimiento deportivo de la mujer en estos meses iniciales. No vamos a recordar la infausta leyenda de las nadadoras de la antigua República Democrática de Alemania (RDA), que salían a competir embarazadas como método de dopaje.

Durante estos nueve meses, el óvulo fecundado pasará a ser un embrión y, por último, un feto. Para que todo el proceso lleve sus pasos y llegue a buen puerto, aparecen dos nuevos órganos: la placenta y el cuerpo lúteo, este especialmente activo durante el primer trimestre.

En el útero se va a producir todo el proceso de crecimiento del feto y deberá tener un buen flujo sanguíneo entre este y la placenta. Además, es un órgano con una potente capacidad contráctil, fundamental en el momento del parto.

El útero de una mujer gestante viene a pesar un kilogramo y tiene capacidad de almacenar 5 litros de líquido, mientras que el de una mujer no embarazada solo pesa de 50 a 70 gramos y almacena unos 10 mililitros de líquido, por lo cual se hace imprescindible desarrollar la musculatura implicada en su control.

Para planificar la actividad física, se establecen como guías **los trimestres del embarazo**. Y se debe adaptar a los cambios que está sufriendo el organismo:

CAMBIOS CARDIOVASCULARES

La mayoría de los cambios en este aspecto son para aumentar: habrá un mayor volumen sistólico del corazón a partir de la octava semana, con un aumento del gasto cardíaco que puede llegar a aumentar hasta un 30 o un 40 %. Lo mismo sucede con la frecuencia cardíaca, que podrá llegar en su mayor incremento, alrededor de la semana 25 a 30, a presentar entre 15 y 20 latidos más por minuto de lo normal. Todo ello busca un objetivo: aumentar la circulación uterina, placentaria y mamaria.

A su vez, y debido a los cambios de tamaño del útero, diversos órganos cambiarán de posición. Se verán desplazados hacia arriba, con lo que afectará al corazón al ascender el diafragma, por lo que el ventrículo izquierdo se agrandará y generará un latido más fuerte. Tranquila, es normal.

El aumento de tamaño y peso del feto, junto con el del útero, hará que a partir del segundo trimestre de embarazo

el feto presione sobre la vena cava inferior, por lo que se recomienda no permanecer en posiciones supinas, es decir, tumbada boca arriba, ya que presionará la vena cava y la arteria aorta, lo que provocará una mayor dificultad de riego sanguíneo. Mejor dormir o tumbarse del lado izquierdo, así se descomprimirán tanto la vena cava como la arteria aorta.

Este sobrepeso del útero a partir del segundo trimestre es lo que provoca la aparición de varices, pues se dificulta el retorno venoso. También pueden aparecer edemas maleolares y hemorroides.

CAMBIOS EN EL APARATO LOCOMOTOR

El cambio más típico es el aumento de la curva lumbar. Provoca lo que se conoce como hiperlordosis del embarazo, que normalmente se considera una complicación de la mujer embarazada, pero que con ejercicio se puede minimizar.

Esta hiperlordosis viene provocada por el crecimiento uterino, que cambia el centro de gravedad de la mujer. Lo que hace la columna en ese momento es cambiar el eje cráneo-cadera para compensar el desplazamiento hacia delante del abdomen.

Si no se mantiene una adecuada higiene y trabajo postural, esta hiperlordosis nos llevará a una lumbalgia, y si no se hace ejercicio específico para compensarla, puede derivar en una lumbociática, puesto que se comprime el nervio ciático. En última instancia, podría llegar a producirse una incapacidad funcional que incluso podría impedirnos andar con normalidad.

CAMBIOS RESPIRATORIOS

Los cambios en el aparato respiratorio son paralelos a los del circulatorio. El organismo de la madre debe mantener tanto al suyo como el del feto. Habrá una disminución del oxígeno y un aumento del dióxido de carbono. La expansión del útero poco a poco hará que el tamaño de los pulmones se reduzca como consecuencia de la presión del diafragma. Aumentará la presión intraabdominal y las costillas cambiarán su posición y se harán más horizontales.

CAMBIOS METABÓLICOS

Durante el embarazo hay un organismo que es autónomo, la madre, que debe mantener el funcionamiento del feto, que es un organismo dependiente. Por lo tanto, las necesidades maternas deben estar cubiertas para proveer de recursos las necesidades fetales. A lo largo del embarazo se pueden llegar a doblar los requerimientos maternos en lo que al metabolismo se refiere.

Es posible distinguir dos períodos fundamentales:

- **Durante la primera mitad del embarazo** la madre adquiere el 15 % de su peso final, e irá poco a poco aumentando sus depósitos de grasa de 500 gramos en la semana 10 a 3500 gramos en la semana 18. Este aumento se da en el tejido adiposo, por lo que predomina el anabolismo en la madre.
- **Durante la segunda mitad del embarazo** se produce el 85 % del aumento del peso restante, pero este aumento

no solo se produce por la madre, pues también hay que tener en cuenta el crecimiento en peso y tamaño del feto, la placenta, etcétera. Se da un gran aumento del metabolismo basal que puede llegar hasta un 60 % más, y los depósitos de grasa empiezan a descender a partir de la semana 30. Es decir, entramos en la etapa catabólica.

¿*Cuánto debe aumentar de peso la mujer embarazada?*
En la siguiente tabla se puede observar esta ganancia en semanas y su distribución:

	Aumento de peso en gramos			
	Semana 10	Semana 20	Semana 30	Semana 40
Feto	5	300	1.500	3.400
Placenta	20	170	430	650
Líquido amniótico	30	350	750	800
Útero	140	320	600	970
Mamas	45	180	360	405
Sangre	100	600	1.300	1.250
Líquido intersticial	0	30	80	1.680
Depósitos grasa	310	2.050	3.480	3345
Aumento total	650	4.000	8.500	12.500

Tabla 7. Aumento de peso

Mujeres en forma

Ya hemos pasado la época en la que se aconsejaba a la mujer «comer por dos». La recomendación clásica era engordar de 9 a 14 kilos. Sin embargo, en el momento actual la recomendación pasa por basarse en el índice de masa corporal previo de la madre.

Hay que cuidar especialmente el aumento de peso materno, pues está relacionado directamente con el desarrollo de diabetes e hipertensión gestacional, y entre otras posibles dolencias del feto, con la hipoglucemia neonata, obesidad infantil, diabetes tipo II y alteraciones cardiovasculares.

IMC previo Jg/m	Ganancia recomendada (Kg)
< 18,5	12,5-18
18,5-24,9	11,5-16
25-29,9	7-11,5
>/= 30,0	5-9

Tabla 8. Institute of Medicine (IOM) and National Research Council (US) Committee to Reexamine. *IOM Pregnancy Weight Guidelines.* Rasmussen, K. M. ,y Yaktine, A. L. (comps.), 2009, Washington D. C., National Academies Press (US).

CAMBIOS EMOCIONALES Y PSÍQUICOS

El embarazo es una situación de alto estrés que pone a prueba a la madre no solo en los planos físico y fisiológico, pues los aspectos psíquicos y emocionales también sufrirán un alto índice de cambios a los que deberá adaptarse.

La primera alteración emocional es el **estrés**, y este se produce por múltiples factores:

- Forma corporal alterada.
- Aumento de peso constante.
- Falta de sueño.
- La percepción que tiene la madre de sí misma.
- Las relaciones de pareja, que pueden resentirse.
- Cambios en la rutina diaria y en la relación con el entorno.
- En definitiva, un cambio en el estilo de vida.

A lo largo del embarazo se irán exteriorizando algunos otros síntomas relacionados con factores psíquicos que también se manifestarán al final del proceso. Se puede producir una **depresión prenatal** que luego quizá puede llegar a desembocar en la depresión posparto más habitual. Hay también alteraciones en la percepción del estado de salud propio y, como consecuencia de la variación de la imagen corporal, la futura madre puede sufrir bajadas de autoestima.

Al igual que otros factores, todas estas variantes emocionales se estratifican a lo largo de los trimestres del embarazo:

- **El primer trimestre** se caracteriza por cambios de humor, variaciones en la aceptación del embarazo y estados de ansiedad.
- **El segundo trimestre** es el más estable, ya que las descargas hormonales se hacen más homogéneas y menores. Normalmente es el período de mayor estabilidad física, que le permitirá a la madre entrenar más y mejor; y también se produce la aceptación completa de la nueva situación y la madre identifica al feto como suyo.

- **El tercer trimestre** empieza con una vuelta a la variabilidad emocional, pero menor que en el primer trimestre. Aunque la incomodidad de la madre va en aumento y llegará a tener cierta ansiedad por terminar con el proceso, ya que las molestias físicas irán creciendo progresivamente, irá estableciendo un vínculo de relación con su hija o hijo. Aunque también es normal un cierto punto de incertidumbre y se hará fundamental, por tanto, un mayor apoyo emocional.

Beneficios y precauciones del ejercicio físico en el embarazo

Los beneficios del ejercicio físico durante el embarazo se manifiestan en todas las áreas de la mujer: física, fisiológica y también en la psicológica y emocional.

Pero, como ya se ha dicho, además de buscar el tipo de ejercicio más adecuado en estas circunstancias, también hay que buscar los más seguros.

El ejercicio físico durante el embarazo ayudará a prevenir la hipertensión y la diabetes gestacional, mejorará las condiciones del parto, ayudará a prevenir la depresión pre y posparto y, sobre todo, beneficiará al desarrollo del feto.

Estos beneficios también ayudarán posteriormente al niño o niña, y evitarán muchos de los problemas que afectan a los infantes hoy, como el sobrepeso, cuando no obesidad, y enfermedades como la diabetes tipo II.

En cuanto a las precauciones y características del ejercicio físico durante el embarazo, debemos señalar:

Frecuencia cardíaca

Se debe mantener una frecuencia cardíaca **por debajo de las 150 pulsaciones**, aunque en deportistas de alto rendimiento se puede llegar a mantener una frecuencia de hasta el 80 % de la FCM, que, como ya hemos dicho, son las siglas que corresponden a frecuencia cardíaca máxima.

Desarrollo de ejercicio físico

- **No se debe competir desde el momento en que la mujer sabe que está embarazada.**
- Y para las mujeres inactivas, este no es el mejor momento para ponerse a practicar deporte de manera compulsiva.
- Sí es recomendable **mantener un cierto tipo de actividad física adecuado a su embarazo y a la actividad previa realizada.**
- Como siempre, y más en estos casos, hay que ponerse en manos de profesionales cualificados, y, si es posible mantener el contacto con ellos en todo momento, mejor.

Ejercicios adecuados

Lo recomendable es buscar ejercicios en posiciones alternativas a la bipedestación (es decir, con apoyo de los dos pies). El gran aliado del ejercicio físico en estos momentos serán las **actividades en el medio acuático**, sobre todo a partir de la mitad del segundo trimestre.

Síndrome de la vena cava inferior

A partir del segundo trimestre hay que tener **especial precaución con las posiciones estáticas bocarriba**, ya que, como hemos dicho anteriormente, el peso del feto presionará sobre la vena cava inferior y la aorta y provocará lo que se conoce como síndrome de la vena cava inferior, con consecuencias para la circulación sanguínea de las piernas y el retorno venoso. Un factor que también será imprescindible cuidar en el tercer trimestre.

Lumbalgia/ciática

Recomendamos realizar ejercicios para prevenir la lumbalgia que se producirá como consecuencia del cambio de la estática de la columna vertebral al aumentar la lordosis, esto es, cuando la curva lumbar de la espalda aumenta, y que generará dolor.

Diástasis abdominal

A la hora de hacer trabajo abdominal, deberemos tener en cuenta, sobre todo después del parto, la posibilidad de sufrir una diástasis abdominal como consecuencia de la separación del recto del abdomen de la aponeurosis central o, dicho en otras palabras, cuando, como consecuencia de los cambios hormonales, la pared abdominal puede sufrir una lesión más o menos grave que consiste en la separación del grupo muscular en dos partes, dejando una hendidura en el centro del abdomen conocida como diástasis abdominal. Los cambios metabólicos y hormonales que se han producido durante el

embarazo afectan en gran medida a esta unión. La diástasis puede traer desde problemas estéticos hasta hernias e, incluso, problemas en la sujeción del útero.

Varices

A partir del segundo trimestre, y debido al aumento de peso y el tamaño del útero, el retorno venoso se ve afectado, por lo que pueden aparecer pequeñas venas de tipo varicoso en las piernas.

Suelo pélvico

Aunque trataremos este aspecto en un capítulo aparte, es necesario remarcar la importancia del trabajo de esta estructura anatómica antes, durante y no solo después del embarazo.

Características del programa

Cualquier programa de actividad física debe cumplir una serie de características, algunas ya desarrolladas en el punto anterior, y otras muchas imprescindibles y que conviene recordar.

1. Ponerse SIEMPRE en manos de **profesionales cualificados;** a ser posible, que hablen entre ellos: ginecólogo, matrona y responsable del programa de actividad física.
2. Aumentar la **ingesta de líquido** para evitar la deshidratación.
3. Controlar la **frecuencia cardíaca** de trabajo.
4. **Evitar movimientos balísticos,** es decir, aquellos en los que lanzas de manera rápida un brazo o una pierna, o movimientos de rebote, así como los de velocidad.
5. **Evitar la maniobra de Valsalva:** aquella que se utiliza para compensar la presión en el tímpano, tapando la nariz y cerrando la boca intentar exhalar.
6. **Evitar tensiones musculares excesivas** y el **trabajo isométrico,** es decir, aquellos trabajos en los que se hace fuerza, pero no hay movimiento (imagina, por ejemplo, que quieres levantar un peso muy grande y haces toda la fuerza que puedes, pero no se mueve; tú estás haciendo fuerza, pero no hay movimiento: ¡ahí lo tienes!, eso es una contracción isométrica).
7. La actividad física debe ser **regular** y **mantenida en el tiempo,** nunca de manera esporádica y sin programar; y **no más de *cinco* días a la semana,** pues se ha relacionado la mayor frecuencia con menor peso del niño al nacer.
8. La parte más intensa debe durar entre **15 y 20 minutos.**
9. No desarrollar la actividad física en ambientes especiales: calor, frío o altura.

Embarazo y ejercicio físico

Contraindicaciones absolutas	Contraindicaciones relativas	Síntomas de interrupción
Enfermedad de miocardio	Hipertensión arterial esencial	Mínimo sangrado vaginal
Insuficiencia cardíaca	Arritmias cardíacas o palpitaciones	Disnea previa al ejercicio
Enfermedad cardíaca reumática II o +	Historia de crecimiento intrauterino retardado	Vértigo o dolor de cabeza
Tromboflebitis	Historia de parto prematuro	Dolor en el pecho en la zona posterior del esternón
Embolismo pulmonar reciente	Historia de abortos previos	Debilidad muscular
Enfermedad infecciosa aguda	Anemia o trastornos hematológicos	Dolor o inflamación de pantorrillas
Incompetencia cervical	Enfermedad tiroidea	Disminución de movimientos fetales
Embarazo múltiple	Diabetes *mellitus*	Disminución de líquido amniótico
Hemorragia genital	Bronquitis crónica	
Rotura prematura de membranas ovulares	Obesidad excesiva	
Crecimiento intrauterino retardado	Delgadez extrema	
Isoinmunización grave	Limitaciones ortopédicas	
Enfermedad hipertensiva grave	Contraindicación absoluta	

Contraindicaciones absolutas	Contraindicaciones relativas	Síntomas de interrupción
Ausencia de control prenatal	Contraindicación absoluta	
Sospecha de sufrimiento fetal	Contraindicación absoluta	
Riesgo de parto prematuro	Contraindicación absoluta	

Tabla 9. Contraindicaciones del ejercicio físico y motivos de interrupción en el embarazo; adaptado de Barakat

Programación de la actividad

Como en cualquier programa de actividad física, la mujer embarazada nunca debe hacer ejercicio si este no está programado. Y debe cumplir una serie de parámetros en los que determinaremos:

- La frecuencia de entrenamiento
- La intensidad
- El volumen
- El tipo de actividad

Si empezamos por esto último, podemos señalar que hay algunas actividades que resultan óptimas, otras que se pueden desarrollar con precaución y otras que deben prohibirse.

Actividades recomendadas	Actividades desaconsejadas	Actividades prohibidas
Caminar	Alpinismo (caídas y lesiones)	Todas las que tengan posibilidad de choques, caídas, saltos, excesiva intensidad o recuperaciones limitadas e insuficientes
Bicicleta estática	Automovilismo (traumatismo abdominal)	
Natación	Combate (traumatismo abdominal)	
	Esquí (caídas y lesiones)	
	Deportes de equipo	
	Submarinismo	
	Surf	

Tabla 10. Actividades recomendadas y no recomendadas durante el embarazo; adaptado de Ezcurdia, 2001.

Dentro de las más recomendadas nos encontramos con:

- **Caminar:** es un ejercicio excelente que se puede practicar en el medio natural, sin demasiado material, y que resulta fácil de programar. Es el más indicado si la mujer es sedentaria antes del embarazo y debería ser la recomendación general en estos casos.
- **Bicicleta estática:** si la mujer es practicante de ciclismo, podría desarrollar su actividad al aire libre, pero la recomendación más sensata es que lo haga en bicicleta estática para evitar el riesgo de caídas y accidentes. También es un buen

ejercicio para aquellas mujeres que son sedentarias antes del parto y presenta una ventaja: quita parte del peso corporal.

- **Natación:** su desarrollo será fundamental en el tercer trimestre, ya que se trabajará sobre diversos grupos musculares del tren superior e inferior; se realiza con mucho menos peso corporal por el efecto de flotación del agua, y no hay impacto en las articulaciones. Además, el esfuerzo cardíaco en el agua es menor y mejora la musculatura respiratoria y permite hacer ejercicio bocarriba. Hay que tener especial cuidado con aquellas mujeres que sean nadadoras para evitar el volteo de crol a partir de la mitad del segundo trimestre, así como la mariposa. Y en el tercer trimestre se deberán evitar las apneas y las zambullidas de pie y cabeza. Por lo demás, es el ejercicio más indicado en el final del embarazo para todas las mujeres.

Por último, conviene no olvidar que debemos introducir el **trabajo de fuerza** adaptado a las circunstancias del embarazo y a las características propias de cada mujer. Es fundamental en el tercer trimestre la realización de ejercicios de fuerza de pies, piernas y de postura de la espalda para evitar caídas y ayudar a la mujer a mantener el peso, que irá aumentando en el tercer trimestre. Sin olvidar el **trabajo específico de suelo pélvico.**

Para planificar la actividad física, el embarazo se divide en trimestres, aunque, con independencia del mes en el que esté la mujer, hay unas pautas generales que se deben seguir durante toda la gestación:

- **La intensidad** se puede medir por la frecuencia cardíaca o por la escala de Borg de percepción subjetiva de esfuerzo. Estos son los sistemas más sencillos, aunque también se podría pautar esta intensidad a través del VO2 Max o el gasto calórico. Como ya hemos dicho, la frecuencia cardíaca no debe superar las 140 pulsaciones por minuto o el 55-70 % de la frecuencia cardíaca máxima. En deportistas de alto rendimiento, se puede llegar hasta el 80 %.

- Otro aspecto importante en un programa de actividad física durante el embarazo es **cuándo empezar y cuándo terminar**: en cuanto al inicio, si la mujer hace deporte de manera regular, es fácil que las primeras 6-8 semanas lo haga sin saber que está embarazada. Se ha dado el caso de alguna deportista olímpica que se ha enterado de su embarazo en el control antidopaje, pero, si no se hace deporte de manera regular, lo normal es comenzar el programa de trabajo en la semana 9-10, y se debe esperar a la primera ecografía prenatal para descartar riesgos.

  El final también será muy variable en cada mujer y en los distintos embarazos, pero oscilará entre las semanas 38-39 si es un embarazo normal.

- Otro factor es **la estructura de la sesión**: normalmente empezará con ejercicios de activación para luego pasar a trabajo aeróbico y fortalecimiento muscular. Después conviene desarrollar la coordinación, el equilibrio, el suelo pélvico si no se ha trabajado anteriormente y, por último, la relajación. Hay que tener cuidado con el trabajo de flexibilidad por el aumento natural que hay de relaxina,

que hace más laxas las estructuras anatómicas de la mujer, ya que eso puede provocar alguna lesión.

Todo el programa se estructura a lo largo de los trimestres de embarazo, que marcan las diferencias de contenidos y la carga de trabajo.

Por regla general, el primer trimestre es de aumento progresivo de trabajo, el segundo trimestre es cuando mejor y más se puede desarrollar la actividad tanto en volumen como en intensidad, y el tercer trimestre se debe descender de manera progresiva hasta parar completamente.

En la siguiente tabla se pueden observar los diferentes estudios hechos sobre la actividad física y el embarazo:

Vuelta a la normalidad

Si son importantes el entrenamiento y la actividad física durante el embarazo, todavía lo son más después de haber dado a luz. En este sentido es muy importante la **paciencia**: no se puede empezar a entrenar cuando la mujer o el entrenador quieran; es preciso seguir las pautas que nos dé el personal sanitario encargado de atender a la embarazada, aunque por regla general diremos que se pueden seguir los siguientes pasos:

- A los 15 días de haber dado a luz se podría empezar a hacer fuerza de tobillo y pie con gomas, sentada y, por supuesto, ir incrementando el tiempo de andar y de paseo.

- El inicio de trabajo con ejercicios de Kegel e hipopresivos nos lo deberá indicar el personal médico encargado.
- Lo lógico, y si todo ha ido bien, es que a las seis semanas aproximadamente podamos empezar a hacer ejercicio en la bici elíptica, además de fuerza de pie y de brazos con gomas y Kegel e hipopresivos.
- A las seis semanas podríamos, si así nos lo indican, empezar a nadar, hacer carrera en el agua, elíptica y seguir con la fuerza de gomas, Kegel y combinarlo con trabajos de *core*.
- A las 8-10 semanas podríamos empezar a caminar-correr (CACO) con períodos cortos de carrera, y en un tiempo total no superior en los primeros días a los 20 minutos. Asimismo, y si se cree oportuno, se podría empezar a trabajar la fuerza del suelo pélvico mediante estimulación externa a través de cualquiera de los materiales que veremos en el capítulo siguiente.
- A las 12-14 semanas se podría probar a trabajar en la bici estática y ver las molestias que tiene la mujer en este tipo de trabajo, y también empezar con el ejercicio de fuerza con máquinas, manteniendo el *core* y los ejercicios de suelo pélvico con la técnica que nos hayan indicado como más beneficiosa.

Hay que tener siempre en cuenta que la recuperación del cuerpo de la mujer después de un embarazo y la vuelta al ejercicio físico, al igual que casi todas las actividades de la embarazada, serán individuales y diferentes incluso en la misma mujer en distintos embarazos.

Aun así, una de las pautas fundamentales es la **recuperación del suelo pélvico**, por las implicaciones que puede tener para su salud futura y para su calidad de vida.

Si además la mujer se entrena de manera habitual y es competidora, esta recuperación pasará por la utilización de medios externos mecánicos que la ayuden a ganar fuerza en toda la musculatura implicada en el control del suelo pélvico. Es imprescindible su entrenamiento junto al resto de las cualidades físicas que queremos recuperar.

Cambios en el organismo de la mujer durante el embarazo

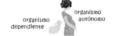

organismo dependiente — organismo autónomo

Cambios en los órganos

A medida que transcurre el embarazo el útero va aumentando de tamaño para albergar al feto y va haciéndose su propio espacio en el vientre de la mujer. Para ello, desplaza los órganos de su lugar habitual y los comprimirse.

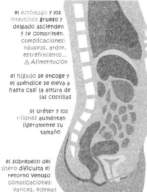

el estómago y los intestinos grueso y delgado ascienden y se comprimen. complicaciones: náuseas, ardor, estreñimiento... ⚠ Alimentación

el hígado se encoge y el apéndice se eleva a hasta casi la altura de las costillas

el uréter y los riñones aumentan ligeramente su tamaño

el sobrepeso del útero dificulta el retorno venoso complicaciones: varices, edemas maleolares y hemorroides

al crecer en tamaño y peso tanto el feto como el útero, ambos presionan la vena cava inferior y la arteria aorta dificultando el riego sanguíneo.
Evitar tumbarse y hacer ejercicio boca arriba. → lado izquierdo

Curvatura lumbar (hiperlordosis) para compensar el crecimiento del útero y el desplazamiento hacia delante del abdomen. El centro de gravedad se ve modificado complicaciones: lumbalgia, lumbociática, incapacidad funcional. Se previene con ejercicio

desarrollo mamario: aumento de pecho y producción de leche (prolactina)

la piel aumenta hasta 10 veces su tamaño complicación: estrias

ÚTERO: altura 6cm → 33cm peso 50g → 1kg capacidad 10ml → 5l

el aumento de progesterona y la compresión de la vejiga hará que aumenten las ganas de orinar

Cambios cardiovasculares y respiratorios

*circuito cerrado, trabajo paralelo

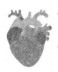

Al aumentar la demanda de O2
└ se acelera la circulación uterina, placentaria y mamaria:
├ aumentando VS volumen de sangre expulsado por el corazón
└ aumentando 30-40% Gasto cardíaco GC = FC × VS

Al aumentar la producción de CO2
└ aumenta la producción de progesterona para elevar la FC y poder expulsarlo más rápido (15-30° sem: +15-20 lpr/min)

La presión ascendente del diafragma modifica el ángulo de posición del corazón y comprime los pulmones dificultando su función (hasta - 25% de O2 captado)

Ensanchamiento compensador de las costillas: resp. abdominal → resp. torácica

Cambios metabólicos

1º mitad embarazo	2º mitad embarazo
predomina ANABOLISMO	predomina CATABOLISMO
↑ depósitos grasa tejido adiposo sem 10: 500g sem 18: 3500g	↓ depósitos grasa hasta +60% metabolismo basal
15% del peso final	85% del peso final (feto, placenta, líquido amniótico, útero, mamas, líquido extracelular)

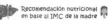

Recomendación nutricional en base al IMC de la madre

vigilar el aumento de peso materno para prevenir: bebé: hipoglucemia neonata, obesidad infantil, diabetes tipo II madre: alteraciones cardiovasculares, diabetes e hipertensión gestacional

Cambios psíquicos y emocionales

Factores de estrés:

 forma corporal alterada

 aumento de peso constante

zZ falta de sueño

 auto-percepción

♡ relación pareja

cambios de estilo de vida

relación con el entorno

complicaciones: variaciones de aceptación, estados de ansiedad, depresión prenatal, depresión postparto, bajadas de autoestima...

Actividad física con mujeres embarazadas

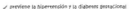

- previene la hipertensión y la diabetes gestacional
- previene la depresión pre y post parto
- mejora las condiciones del parto
- disminuye el dolor lumbar
- produce beneficios psicológicos

- beneficia al desarrollo del feto
- previene el posible sobrepeso, obesidad y enfermedades como la diabetes tipo II

PRECAUCIONES DEL EJ. FÍSICO

- Ejercicios adecuados
- Evitar la competición
- Síndrome de la vena cava inferior
- Lumbalgia / ciática
- Diástasis abdominal
- Varices
- Suelo pélvico

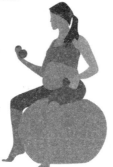

PAUTAS DEL PROGRAMA DEPORTIVO CON EMBARAZADAS

- hidratación
- controlar FC ↓150 ppm ↓ 80% FCM
- ginecóloga + matrona + entrenadora

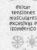

- evitar mov. balísticos y de velocidad
- evitar maniobra de valsalva
- evitar tensiones musculares excesivas e isométrico

- ejercicio regular y mantenido
- parte ppal (intensi) 15-20 min
- evitar ambientes especiales

Diástasis abdominal

El recto del abdomen se separa de la aponeurosis central como consecuencia de la distensión y el consiguiente daño en los tejidos que unen dichos músculos

Consecuencias:
- Problemas estéticos: descolgamiento de la zona abdominal, flacidez
- Disfunciones del suelo pélvico: incontinencia urinaria, prolapso y dolor pélvico
- Hernias

Programación de la actividad física con mujeres embarazadas

Entrenamiento de fuerza
- Tren inferior: prevenir caídas
- Higiene postural: prevenir dolor de espalda
- Ayudar a la mejora a sostener el peso de la tripa que va aumentando durante el embarazo

ACTIVIDADES RECOMENDADAS DURANTE EL EMBARAZO

Yoga
- Sin impacto
- Reduce el dolor de espalda
- Reduce el estrés
- Mejora el sistema inmunológico
- Mejora el proceso el parto (menor % cesáreas)

Andar
- Ej. aeróbico
- Bajo impacto
- Medio Natural
- Sin material
- Fácil de programar y autoregular

Bicicleta estática
- Ej. aeróbico
- Sin impacto
- Fácil de programar y autoregular
- Sin riesgo de caídas

Natación
- Ej. aeróbico
- Sin impacto
- Flotación: ↓ peso corporal
- Menor esfuerzo cardiaco
- Fortalece tren superior, inferior y musculatura respiratoria
- Contraindicaciones: torneo, estilo mariposa y trimi ni zambullidas ni apnea

Vuelta a la normalidad

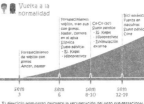

Estructura de sesión

Ejercicios ACTIVACIÓN		
Trabajo aeróbico		Fortalecimiento muscular
Suelo pélvico	Coordinación	Equilibrio
Ejercicios RELAJACIÓN		

*etapa de mayor producción de relaxina para preparar a la mujer para dar a luz; precaución en el trabajo de flexibilidad por riesgo de lesión

PARTO

Fortalecimiento de sóplin, tren sub con gomas. Nadar, carrera en el agua. Elíptica. Suelo pélvico: - Ej. Kegel - Hipopresivos

Ce-Co (zo') Suelo pélvico: - Ej. Kegel - Hipopresivos - Estimulación externa

Bici estática. Fuerza en máquinas. Suelo pélvico. Core

Fortalecimiento de sóplin con gomas. Andar, pasear

El ejercicio post-parto favorece la recuperación del peso pre-gestacional, evita las pérdidas de orina y mejora el estado psicológico de la mujer

sem 9-10	sem 38-39	sem 3	sem 6	sem 8-10	sem 12-19
1er Trimestre	**2º Trimestre**	**3º Trimestre**			

Actividad física

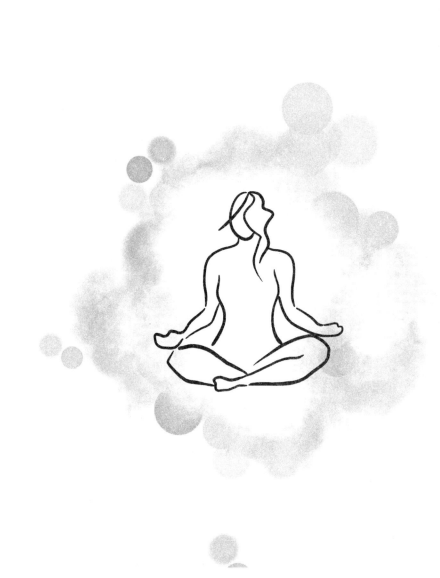

7.
Suelo pélvico

Tu suelo pélvico y por qué es tan importante para ti

El suelo pélvico es una estructura anatómica común a hombres y mujeres, pero con diferencias específicas en la estructura de cada género. La pelvis es como un embudo que está compuesto por los huesos ilíacos, el sacro y el coxis, que se articulan mediante las articulaciones: sacroilíacas, sacrococcígea y la sínfisis del pubis. Además, la pelvis acoge una serie de órganos del sistema urinario: vejiga y uretra; del sistema genital: útero y vagina; y del sistema digestivo: recto y ano.

El suelo pélvico está compuesto por tejido conjuntivo, aponeurosis y ligamentos que sirven de unión y cincha para mantener los órganos que se alojan en la pelvis. Así pues, el suelo pélvico debe sujetar la propia musculatura para mantener todos los órganos en suspensión. Es decir, es como una faja que cierra el orificio inferior de la pelvis, donde se alojan los órganos y los mantiene gracias a su tensión, como si fuera una gran goma que, al estar tensionada, recoge todo lo que hay sobre ella en su posición adecuada y correcta.

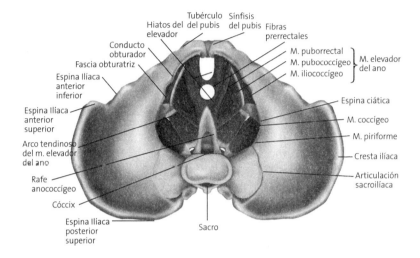

Además, la musculatura implicada está estructurada en distintos planos:

- **Plano superficial**: bulbocavernoso, isquiocavernoso, transverso superficial del periné y esfínter anal externo.
- **Plano medio**: esfínter externo de la uretra y transverso profundo del periné.
- **Plano profundo**: elevador del ano y coccígeo.

¿Por qué es tan importante el suelo pélvico?
Es fundamental que la musculatura del suelo pélvico tenga un tono correcto para evitar que el peso de todos los órganos lo tenga que soportar el tejido conjuntivo. El tono muscular correcto mantiene la hendidura vaginal cerrada. La composición es de un 20 % muscular y un 80 % conjuntivo.

Suelo pélvico

El suelo pélvico sufre sobre todo en tres etapas de la mujer:

- Durante el embarazo.
- En el posparto.
- En la menopausia.

A su vez, ser deportista de élite es considerado factor de riesgo.

En 2017, se realizó un estudio con 372 atletas, de las cuales el 29,6 % tenían incontinencia urinaria con el deporte como principal causa.[85] Aunque no todos los deportes presentan la misma incidencia, varios estudios señalaron que las mujeres deportistas de élite que no habían dado a luz a ningún hijo presentaban altos índices de incontinencia urinaria.[86] Las que más lo padecen son las gimnastas y las jugadoras de baloncesto, con un 67 y un 66 % de las estudiadas, respectivamente, y a continuación las tenistas (50 %), las jugadoras de *hockey* hierba (42 %), las atletas (24 %), las jugadoras de voleibol (20 %) y las de balonmano (17 %).

La incontinencia urinaria en mujeres que practican deporte y no han tenido niños —también llamadas en términos médicos «nulíparas»— es el efecto más llamativo de la falta de

85. Carvalhais y cols.
86. Nygaard, I. E., 1998, y Hagovska, 2018.

fuerza en el suelo pélvico, pero también se puede manifestar en la función sexual, el prolapso o desplazamiento de los órganos pélvicos y la ya comentada incontinencia de esfínteres.

La incontinencia urinaria de la deportista puede provocar en esta diferentes efectos que pueden llegar incluso a hacerle abandonar la práctica deportiva, pero que sin llegar a estos extremos son muy diversos: vergüenza, problemas psicológicos, cambios en la técnica deportiva para evitar la pérdida de orina o, directamente, el cambio de una actividad deportiva a otra en la que la mujer se sienta más a gusto y menos expuesta. También hay que recordar que estas pérdidas de orina y daños en el suelo pélvico son factores de riesgo futuro cuando la mujer alcance la menopausia.

Son muchos los estudios realizados sobre la importancia del suelo pélvico y su función en las mujeres que hacen deporte.

Existen otros factores que influyen en la posibilidad de dañar el suelo pélvico: haber padecido una cirugía pélvica, tener dañada alguna parte de esta zona, o estar viviendo una de esas etapas de la vida en las que el suelo pélvico se pone en riesgo: adolescencia, embarazo, posparto, lactancia o menopausia.

Por otro lado, las mujeres con poco tono abdominal hacen recaer la mayor parte de la presión en la zona urogenital, que es débil y cede fácilmente. Si, por el contrario, el abdomen está tonificado, la presión recae sobre la zona posterior del suelo pélvico, que tiene un gran nivel de resistencia.

Ahora bien, también es verdad que un excesivo tono abdominal aumenta la presión y puede causar problemas como

la disfunción lumbar, lo que puede llegar a generar degeneraciones discales, incontinencia urinaria o incluso pérdida de patrones de respiración, postura y la continencia urinaria y fecal.

El suelo pélvico y las alteraciones del control motor

El suelo pélvico no solo trabaja en los momentos en que es solicitado de manera específica, sino que también debe responder a diversas situaciones de movimiento en las que debe controlar tanto su propia acción como el equilibrio de toda la zona pélvica. De esta manera, simplemente una tos o un movimiento rápido de brazos sobre la cabeza puede provocar desde desequilibrios hasta pérdidas de orina debido a una respuesta retardada del suelo pélvico. Esa debilidad se reflejará igualmente en el bajo control de la oscilación del tronco en situaciones de caída, impidiendo el reequilibrio y con un mayor riesgo de caídas. En resumen, podemos subrayar que la zona interna del abdomen, junto con el suelo pélvico, está involucrada no solo en la continencia urinaria, sino también en el control postural.[87]

La estudiosa Eva Mattsson estableció en 2008 que las mujeres que tienen alterada la función del suelo pélvico con incontinencia urinaria presentan dolor lumbar, falta de control postural y alteración en los patrones de respiración.

87. Hodwes, W., 2008.

Entrenamiento del suelo pélvico

Cualquier mujer que practique deporte debe dedicar unos minutos diarios a trabajar su suelo pélvico o incluso dedicar parte de sus sesiones de trabajo de fuerza a hacer ejercicios específicos de esta zona. Como hemos visto, no solo interviene en el control de los esfínteres, aspecto muy importante, sino que está directamente relacionado con el equilibrio, la recepción de saltos y el control de la zona lumbar.

Lo cierto es que el entrenamiento del suelo pélvico de la deportista no se realiza únicamente, como cabría pensar, con el trabajo específico en la zona. Sobre todo en los deportes de impacto, como la carrera, se debe hacer un importante entrenamiento de tobillo, de pie y de rodilla para tener una buena biomecánica de carrera y salto para, de esta manera, no generar tensiones en las zonas más sensibles del suelo pélvico.

En el caso de trabajo de fuerza con elevación de peso, que además se acompaña de períodos de apnea, la mujer debe depurar el gesto técnico y tener el abdomen en tensión. Bloquear la inspiración, pero no realizar apnea al espirar, hace que el diafragma ascienda y permite disminuir la presión intraabdominal. Es lo que realizan algunos tenistas en el golpeo, así como los karatecas.

Antes de hablar de lo que hay que hacer, conviene hablar de **lo que NO hay que hacer**: el trabajo abdominal, digamos clásico —elevación de tronco, de piernas, uves…— contribuye a que aumente en gran medida la presión

intraabdominal, e incluirlo de manera rutinaria y continuada y en épocas de riesgo, como la adolescencia, provocará daños en el suelo pélvico. Este tipo de trabajo abdominal, si no se sabe aislar el psoas ilíaco, provocará que se active y también dañará la zona lumbar.

Así pues, no debemos olvidar que es importante poner el énfasis en **prevenir los posibles problemas que puedan afectar al suelo pélvico** antes de explicar los diferentes métodos de entrenamiento.

Presencio daños en el SP	Prevención de daños SP en deportistas
Control del sobrepeso	Adaptación a la capacidad de la mujer
Evitar el sedentarismo	Carrera: evitar terrenos duros, buena amortiguación de la zapatilla; la columna alongada mantiene la activación del trasverso profundo. Evitar el taponamiento excesivo. Fortalecer tobillo y rodillas
Promover ejercicio activo	
Reforzar el trabajo de SP en los períodos de peligro: adolescencia, embarazo, posparto, lactancia y menopausia	
Favorecer un parto no lesivo	Fuerza: depurar gesto técnico, bloquear SP, trabajar de manera intensa el core, controlar las apneas y espirar despacio
Hacer recuperación posparto	
Evitar el estreñimiento	
Prevenir la tos crónica	

Tabla 11. De prevención de daños en el SP

¿Cómo entrenar tu suelo pélvico?

Ejercicios de Kegel

Aumentan el tono y la fuerza de la musculatura de la zona, mejoran la posición de los órganos pélvicos y mantienen la hendidura urogenital cerrada. También aumentan la presión de cierre de la uretra, con lo que evitan pérdidas de orina durante la carrera o el salto, y mejoran la función neuromuscular involuntaria ante estornudos, risa, tos... Además, estabilizan el complejo abdomen-pelvis.

Los ejercicios de Kegel actúan directamente sobre la musculatura del suelo pélvico, sobre todo los que controlan los esfínteres. Se enseñan mediante la retención de la orina, aunque no es necesario hacerlos en ese momento concreto cuando ya se saben efectuar. Hay múltiples protocolos de trabajo, pero se pueden resumir en función de la duración de la contracción:

- **Larga**: se combina con la respiración; durante la espiración se contrae de manera voluntaria el suelo pélvico durante 7-10 segundos.
- **Corta**: manteniendo la respiración a ritmo normal sin apnea, se contrae durante 3 segundos.
- **Supercorta**: contraer durante 0,5 segundos.

También se pueden variar las intensidades de suave a moderada y máxima, que normalmente se corresponden con la duración larga, corta y supercorta.

Los ejercicios de Kegel se pueden combinar con diferentes posiciones corporales y actividades de la vida: tumbada en la cama, sentada, de pie o incluso haciendo otro tipo de trabajo como planchas o fuerza.

	Acondicionamiento	Tonificación	Fuerza	Resistencia
Series/ repeticiones	3 × 15 contracciones	3 × 8 contracciones máx.	3 × 8 contracciones máx.	6 × 20 contracciones moderadas
Duración contracción	2-3 segundos/2" desc	5 segundos/2" desc	2-3"/1-2" desc	7-10"/1-2" desc
Respiración	Tranquila sin apneas	Contraer en espiración	Tranquila sin apneas	Espiración
Descanso entre series	20-30"	20"	30"	30"
Frecuencia	2 veces a la semana	3 veces a la semana	3 veces a la semana	4 veces a la semana
Semanas	2 semanas	5 semanas	4 semanas. Con bola china en progresión de peso	4 semanas. Con bola china/cono en procesión peso

Tabla 12. Métodos de entrenamiento de SP con ejercicios de Kegel, adaptado de López Mazarías, 2019

Entrenamiento con bolas chinas o conos vaginales
Se utilizan para mejorar la fuerza de contracción de la musculatura vaginal. Hay que tener en cuenta que no es recomendable su uso si se tiene un suelo pélvico muy débil, si ya se tienen problemas para retener los tampones o se sufre de incontinencia urinaria o de un prolapso de los órganos

pélvicos. También está contraindicado su uso si se tiene un suelo pélvico hipertónico que genere dolor al sentarse o durante las relaciones sexuales o se padezca de estreñimiento distal.

La utilización debe ser progresiva. Hay múltiples mecanismos: los tradicionales, bolas chinas de diferentes pesos, conos vaginales y, en la actualidad, hay múltiples aparatos que ayudan a mejorar la fuerza de la musculatura vaginal mediante vibración e incluso controlados a través de una app en el móvil. Lo que es más importante es que este tipo de aplicaciones ayudan a fidelizar el entrenamiento y dan respuestas y progreso de lo conseguido.

En el caso de las bolas chinas, una posible progresión de su uso debe hacerse pensando en llegar a hacer hasta 30 minutos de caminata. Aunque algunas deportistas de élite llegan incluso a correr a ritmos fáciles con ellas, esto exige de una adecuada progresión y preparación previa del suelo pélvico con ejercicios de Kegel.

Otros entrenamientos

Hoy en día existen múltiples tipos de entrenamiento que buscan trabajar la actividad automática del suelo pélvico y las fibras posturales; es decir, el triángulo posterior, mediante la activación de la musculatura de la cavidad profunda, sobre todo del transverso profundo del abdomen.

Este tipo de trabajo se haría mediante el control postural estabilizando la zona de la cadera, la respiración, el control motor y el desarrollo de la musculatura abdominal profunda del transverso profundo del abdomen.

Para ello han surgido múltiples técnicas, como los métodos TAD, 5P o GAH, que se han unido a los más tradicionales pilates y trabajo de *core* o posturales. Además, muchas de estas técnicas de entrenamiento se pueden complementar con el uso de bolas, conos o Kegel.

PILATES

Aunque muchas y muchos penséis que es un método relativamente moderno, está a punto de cumplir un siglo de existencia. Fue creado por Joseph Hubertus Pilates, de ahí su nombre, en la década de 1920. Su base es el trabajo de la musculatura interna del abdomen para mantener principalmente el equilibrio y el control postural de la columna. Se utiliza mucho el control del movimiento y la respiración, e incluye algún ejercicio de los llamados abdominales clásicos que, como ya hemos visto, habría que evitar.

CORE

Quizá sea en la actualidad una de las técnicas más utilizadas en el mundo del deporte. Este tipo de método busca desarrollar la fuerza de la musculatura profunda del abdomen mediante la técnica conocida como planchas. Además, y una vez realizadas correctamente, se les puede añadir un elemento de desequilibrio, como el *fitball* o platos inestables. Hay que diferenciar este tipo de trabajo con platos inestables del que se realiza para mejorar el equilibrio. En este caso, se trata de intentar hacer todo el esfuerzo en espiración.

TAD

Creado por dos españolas, Beatriz Cosgrove y María Vila, se utiliza sobre todo después de períodos de inactividad o en el período de posparto. Se basa en el control del movimiento y la coordinación de toda la musculatura implicada en cada uno de los movimientos, además del control de la respiración.

5P

Se basa en recuperar la propiocepción perineal. Fue creado por una matrona francesa y consiste en el trabajo de propiocepción y el control corporal mediante el ejercicio de recuperación postural en diferentes grados de inestabilidad. También trata de manera específica las disfunciones del suelo pélvico.

GAH

Abreviatura de Gimnasia Abdominal Hipopresiva. Se trata de una técnica creada por Marcel Caufriez en la década de 1980 que nació como forma de recuperar el suelo pélvico y trabajar la musculatura abdominal después del parto. En la actualidad es un método en continua evolución. Se basa en el control de la respiración en diversas posturas y con aspiración diafragmática, lo que provoca una disminución de la presión intrauterina. Por ahora no hay evidencia científica que demuestre que este tipo de actividad actúe de manera efectiva sobre el suelo pélvico, aunque su trabajo tampoco es perjudicial.

RECOMENDACIONES ABDOMINALES

Realizar trabajo abdominal de manera inadecuada es una posibilidad cierta de dañar el suelo pélvico. Por ello es importante seguir algunas pautas. Primero, elegir bien los ejercicios y ejecutarlos de manera correcta. El ejercicio abdominal debe empezar con contracción del suelo pélvico, lo que hará que las vísceras se mantengan en su sitio y no desciendan. Intentar no abombar el abdomen asegurando la estabilidad de la columna y evitar la excesiva presión sobre la vagina. Y, por último, hacer la contracción abdominal en espiración. De esta manera activamos el transverso profundo y se reduce la presión intrauterina, y así, el suelo pélvico no sufre daños.

RESUMEN SUELO PÉLVICO

estructura anatómica compuesta por músculos, tejido conjuntivo, aponeurosis y ligamentos en la base de la pelvis

FUNCIONES:
- Mantener en suspensión las vísceras del abdomen y la pelvis
- Controlar la continencia urinaria y anal
- Directamente relacionado con el equilibrio, recepción de saltos y el control de la zona lumbar

ÓRGANOS QUE ACOGE
- Sistema Urinario: vejiga y uretra
- Sistema genital: útero y vagina
- Sistema digestivo: recto y ano

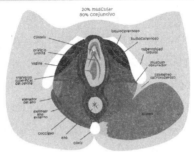

20% muscular
80% conjuntivo

HUESOS
- Iliaco
- sacro
- cóxis

ARTICULACIONES
- sacroiliaca
- sacrococcígea
- sínfisis púbica

PLANOS
Superficial:
- isquiocavernoso
- bulbocavernoso
- trasverso superficial del periné
- esfínter anal externo

Medio:
- esfínter externo de la uretra
- transverso profundo del periné

Profundo:
- elevador del ano
- coccígeo

FACTORES DE RIESGO DE DAÑOS EN EL SUELO PÉLVICO DE LA MUJER
- Tono abdominal débil: provoca que el peso de todos los órganos lo soporte en gran parte el SP
- Tono abdominal excesivo: aumenta la presión en el SP
- Haber padecido una cirugía pélvica
- Ejecución incorrecta del trabajo abdominal: los "abdominales clásicos" con flexión de tronco dañan el suelo pélvico al comprimir el abdomen sobre sí mismo
- Deporte de élite (+ con impacto)

CONSECUENCIAS DE LA ALTERACIÓN DE LA FUNCIÓN DEL SUELO PÉLVICO
- Incontinencia urinaria: 🏃 67% 🏋 66% 🤸 50% 🏃 43% 🏐 24% 🏊 30% 🚶 17%
- Dolor lumbar, falta de control postural y alteración de patrón de respiración

ETAPAS DE MAYOR RIESGO:
Adolescencia, embarazo, postparto, lactancia y menopausia

DIFERENCIAS ANATÓMICAS ENTRE MUJER Y HOMBRE

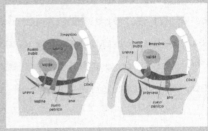

Entrenamiento de suelo pélvico

EJERCICIOS DE KEGEL
- Aumentan el tono y la fuerza de la musculatura del SP
- Mantiene la hendidura urogenital cerrada
- Aumentan la presión de cierre de la uretra evitando pérdidas de orina
- Mejoran la función neuromuscular involuntaria ante estornudos, risa, tos
- Estabilizan el complejo abdomen-pelvis

Contracción voluntaria del SP:
- largas: 7-10 s // int: suave respiración durante la espiración
- Corta: 3 s // int: moderada respiración normal sin apnea
- super-corta: 0,5 s // int: máxima

Posiciones:
- tendida
- sentada
- de pie
- trabajo planchas
- trabajo fuerza

BOLAS CHINAS, CONOS VAGINALES Y APARATOS CON VIBRACIÓN
Mejoran la fuerza de contracción de la musculatura vaginal

Progresión hasta 30' caminando. Deportistas de élite hasta carrera fácil

Preparación previa con ejercicios de Kegel

CONTRAINDICACIÓN
- SP débil o hipertónico
- Incontinencia urinaria
- estreñimiento rectal
- problemas de retención de tampones

TAD (Transición a la Actividad Deportiva)
Después de periodos de inactividad o en el periodo de postparto

Control del movimiento, coordinación y respiración

SP:
Recuperación de la propiocepción perineal y disfunciones del SP

Trabajo de propiocepción y control corporal en inestabilidad

PILATES
- Trabajo de la musculatura interna del abdomen para mantener el equilibrio
- Control postural de la columna
- Control del movimiento
- Control de la respiración

PAUTAS TRABAJO ABDOMINAL
- Realizar el ejercicio de forma correcta
- Contraer primero el SP
- Reproversión de cadera para estabilizar la columna
- Contracción en espiración

HIPOPRESIVOS
Recuperación del suelo pélvico y trabajo de la musculatura abdominal tras el parto

Control de la respiración en diversas posturas y con aspiración diafragmática (disminución de la presión intrauterina)

Evidencia científica de beneficios en las 12-14 semanas tras el embarazo
NO en deportistas

CORE
- Trabajo isométrico conocido como "plancha"
- Fortalece la musculatura profunda del abdomen
- Importante control corporal y postural para evitar lesiones en la zona lumbar
- Importante seguir una progresión adecuada
- Dificultar el nivel con elementos de inestabilidad

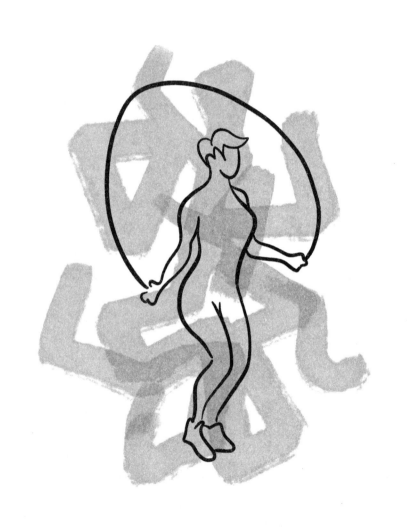

8.
Menopausia y ejercicio

Tu menopausia y sus ciclos

La menopausia y el síndrome climatérico es una etapa que la mayoría de las mujeres deben pasar. La edad media de la mujer ha ido aumentando a lo largo de los siglos xx y xxi para llegar al momento actual, en el que la expectativa de vida de la mujer española es de 85,6 años;[88] la cuarta posición mundial. Esta longevidad ha obligado a conocer más y mejor esta etapa.

La menopausia, acabamos de decirlo, es una de las etapas por la que toda mujer pasa y, como muchas otras etapas de la vida, y al igual de lo que sucede, por ejemplo, con la menstruación, debemos eliminar todos los prejuicios que siempre han surgido en relación con ella.

Digámoslo claramente: la menopausia no es el fin de nada. No se acaba nada. No dejas de ser útil ni de ser mujer, ni te conviertes en un adefesio ni en un trasto inservible ni

88. Debido a la pandemia, esta expectativa disminuyó.

pasas a ser una «mujer de segunda» solo porque ya no tengas la regla o no puedas tener hijos.

Del mismo modo que en capítulos anteriores hemos hablado de que es perfectamente válido que muchas mujeres no quieran ser madres, hoy en día la menopausia ha de ser entendida como una etapa más en la que podemos ser igualmente plenas, estupendas y maravillosas y, por supuesto, activas.

Bien es cierto que a lo largo de los años se ha tintado de un carácter negativo e incómodo a la menopausia, pues solo se ha hablado de las muchas molestias que puede ocasionar.

Es verdad que conlleva algunos inconvenientes, pero, si se hacen pequeños gestos rutinarios antes y durante todo el proceso, puede ser mucho más llevadera.

Y, ahora, ¿qué es la menopausia?

No es más que el nombre que se le da a la última regla, pero antes de llegar a ella se cubren determinadas fases. Son los famosos síntomas que dan la incomodidad a la vida cotidiana de la mujer en este momento de su vida.

La menopausia llega después de un período de tiempo, llamado climaterio, que viene a durar entre 2 y 5 años y que se caracteriza por sufrir determinados síntomas. El más notable es la **alteración del ciclo menstrual**.

1. Se acortan los ciclos: si hasta ahora los ciclos eran de 30 días, ahora aparecerán cada 23-25 días.

2. Tras esta fase se alargarán los ciclos y se distanciarán unos de otros hasta que, finalmente, serán dos o tres reglas al año. Por último, cuando haga un año desde que apareció

la última regla, se considera que ya se está en la menopausia y ha terminado el climaterio.

Tu menopausia y el deporte

Con la llegada de la menopausia no se ha terminado la vida y, en la actualidad, es una de las etapas que pueden ser más fructíferas en todos los sentidos: las mujeres, en esta etapa, saben lo que quieren y, sobre todo, lo que no quieren.

En lo que nos atañe, hay que hacer hincapié en que es en esta etapa en la que el ejercicio tiene mayores y mejores efectos sobre la salud general de la mujer. Es muy considerable la diferencia de calidad de vida entre la mujer menopáusica que practica deporte y la que no. El deporte, el ejercicio físico, atenúa e incluso evita la aparición de algunos de los síntomas.

Los síntomas de la menopausia son más de un centenar, pero quizá los más conocidos sean:

- Alteración del calendario de la regla
- Sofocos
- Sudoración nocturna
- Insomnio
- Sequedad vaginal
- Pérdidas de orina real o sensación de pérdida
- Tristeza
- Cansancio

- Irritabilidad
- Dolor óseo errático
- Aumento de peso por acumulación de grasa
- Más posibilidades de tener un accidente cardiovascular (ACV) como consecuencia de la desaparición protectora del estrógeno
- Debilidad ósea, osteoporosis, también relacionada con la desaparición del estrógeno

A primera vista, esta lista parece terrible, pero hay una buena noticia: el ejercicio físico, sobre todo la carrera, previene y disminuye estos síntomas. Para el otro porcentaje de síntomas tendrá que ser el ginecólogo el que vea la posibilidad y la forma de tratamiento hormonal más indicado para cada caso, pero el deporte representa siempre el complemento perfecto: correr, saltar, hacer fuerza y, sobre todo, ¡¡¡REÍR!!!

El otro problema asociado a la menopausia es la **osteoporosis**. Como consecuencia de la desaparición del estrógeno, en la mujer se produce una descalcificación progresiva de los huesos cuya última consecuencia es la temida osteoporosis. Esta se manifiesta por fracturas de muñeca ante caídas leves, fracturas espontáneas de vértebra y, la más grave, la fractura de cadera. Todo ello se puede prevenir con ejercicio físico de cierta intensidad y esfuerzo. No, no vale caminar viendo escaparates. Es fundamental no fumar: se calcula que ser fumadora habitual adelanta la menopausia y, por tanto, la posibilidad de sufrir osteoporosis cuatro o cinco años antes.

Se debería tratar de evitar los refrescos con gas carbónico, ya que también favorecen la aparición de osteoporosis.

Ejercicio físico adecuado para la menopausia

El ejercicio ayuda en todo lo expuesto anteriormente, y también existe la posibilidad de optar, si el ginecólogo lo considera necesario, por el tratamiento hormonal sustitutorio. Pero este y otros tratamientos no tendrán efecto si no se complementan con un cambio en el estilo de vida. En 2008 un estudio demostró que un programa de ejercicio físico de intensidad alta y con trabajo de fuerza-resistencia mejora la calidad de vida de la mujer posmenopáusica.[89] En concreto, el programa se mostró especialmente eficaz en la mejora de:

* Los trastornos del sueño
* El tránsito intestinal
* La disminución de los síntomas vasomotores y el estrés
* La mejora general de la calidad de vida.

En la prevención de la pérdida de densidad ósea durante la menopausia, se llevó a cabo un experimento por el cual se estableció un plan de entrenamiento mediante ejercicio aeróbico de resistencia para un grupo, y con ejercicios de fuerza para otro

89. Saucedo, 2008.

grupo.[90] Las participantes en ambos grupos mejoraron su densidad mineral ósea, pero las que combinaron resistencia y ejercicios de fuerza aumentaron mucho más este parámetro medido.

El efecto del ejercicio de resistencia en la menopausia también ha sido estudiado en una extensa revisión bibliográfica.[91] Una de las primeras conclusiones que saca es que **las mujeres posmenopáusicas no hacen un ejercicio adecuado a sus necesidades**, se decantan por actividades como natación, marcha, andar, actividades colectivas en sala, pilates o yoga, que no generan estrés musculoesquelético para prevenir la pérdida de densidad ósea ni aumentan el gasto calórico para prevenir la disminución de metabolismo basal y la acumulación de grasa en el abdomen.

La conclusión es que lo realmente beneficioso serían los **ejercicios de fuerza, fuerza-velocidad y entrenamiento con impacto, salto, carrera,** etcétera.

Lo que se recomienda es:

- Realizar dos sesiones a la semana de fuerza con impacto y cargas en torno al 60-80 % del peso que la mujer sea capaz de levantar en un solo intento 1 RM, y realizadas de manera rápida.

90. Wang, 2008.
91. Solsona, 2016.

- En cuanto al impacto, lo recomendable sería realizar caídas desde 30 centímetros de altura en *step*, banco, escalera o comba, pues son actividades que influyen directamente en la densidad ósea o, por lo menos, ayudarían a ralentizar su pérdida.

Hay más estudios que relacionan la mejora de la calidad de vida y los efectos beneficiosos sobre los síntomas de la menopausia mediante la práctica del ejercicio físico:

- En 2009 se estableció un plan de doce semanas de ejercicio aeróbico y mediante la aplicación de un cuestionario de calidad de vida se obtuvieron mejoras en todas las esferas menos en los aspectos de valoración sexual.[92]
- En 2019 se señaló que la resistencia tiene efectos beneficiosos sobre la mujer menopáusica, pero, sobre todo, si se combina con sesiones de fuerza con características de hipertrofia.[93]
- En 2011 se compararon mujeres activas e inactivas físicamente y se observó que los valores de calcio en las activas eran mayores que en las inactivas. Y se constataron también diferencias en otros minerales que favorecen el mantenimiento de la densidad ósea.[94]

92. Shabani, 2009.
93. Leite, 2019.
94. Mohammad y otros, 2011.

¿Cómo favorece el ejercicio a tu menopausia?

La práctica de ejercicio físico aeróbico y de fuerza consigue mantener el tono de tu organismo y hacerlo sensible a una serie de enzimas y sustancias que mejoran tu salud si estás en la menopausia, más que los tratamientos tradicionales, y mucho más si se combinan.

Una de estas enzimas es la interleucina 6 (IL-6) que, al estimularse a través del **ejercicio aeróbico**, hace que la musculatura se haga más sensible a la acción de la insulina, de modo que aumenta la oxidación de azúcar y, por tanto, mejora la resistencia y aumenta la pérdida de peso.

La interleucina 5 (IL-15), otra enzima, se ve aumentada mediante el **trabajo de resistencia de intensidad alta**, que incrementa la acción anabólica en las células de grasa, lo que previene la obesidad.

Además, este tipo de ejercicio activa también la irisina, que a su vez actúa sobre la grasa parda aumentando la influencia sobre la mejora del peso corporal.

Como conclusión, por tanto, podemos afirmar que **el ejercicio físico es una poderosa herramienta para la mejora de la salud en la mujer menopáusica**,[95] pues repercute en:

- Menor acumulación de grasa
- Prevención de problemas cardiovasculares
- Prevención de la aparición de osteoporosis

---

95. Linden, 2014.

- Disminución de la aparición de sofocos

Y, además, **como consecuencia de la serotonina que se produce al hacer ejercicio, se activa la alegría y se rebaja la tendencia a la tristeza.**
¿Qué más puedes pedir?

Parámetro	Efecto	Mejora de la salud
Peso corporal	-	Reducción de peso y de acumulación de grasa en el abdomen
Tensión arterial	-	Reduce el riesgo de hipertensión arterial
Triglicéridos	Mejora	Reduce el riego de aumento de triglicéridos en sangre
VO2 Max	+	Mejora de la capacidad aeróbica
Masa muscular	+	Reduce el riesgo de sarcopenia
Resistencia a la insulina	-	Reduce riesgo de síndrome metabólico y de diabetes tipo II
Masa ósea	+	Reduce el riesgo de osteoporosis y de fractura de cadera
Equilibrio	+	Reduce el riesgo de caídas
Síntomas del climaterio	Mejora	Reduce los síntomas del climaterio y aumenta la calidad de vida
Ánimo	Mejora	Reduce los síntomas de depresión

Tabla 13. Efectos beneficiosos del ejercicio físico sobre la mujer menopáusica, Linden, A., 2014

¿*Vale cualquier ejercicio?*

Casi todo vale, pero hay unos más recomendados que otros:

- **Carrera:** fundamental por la sencillez. Al hacerla al aire libre, favorecemos la acción del sol, que aumentará los niveles de vitamina D para ayudar a calcificar los huesos. Además, el continuo impacto del pie con el suelo ayudará a la cadera a mantener unos buenos niveles de densidad ósea. Se puede practicar en compañía. Su intención es mantener el peso corporal, y el sistema circulatorio y cardiovascular se verán reforzados.

  La carrera puede ayudar a reducir el insomnio, los dolores articulares, el aumento de gasto calórico, la mejora cardiovascular y también ayudará en la tendencia a la depresión. Pero hay que tener cuidado si se practica en ambientes calurosos y sobreviene un sofoco. En ese caso, se debe parar.

- **Andar:** si es a buen ritmo y por la naturaleza o un parque, tiene casi los mismos beneficios que el correr.

- **Caminata nórdica:** junto al andar, es fundamental y la mejor opción en aquellas mujeres que nunca han corrido. Ninguno de los dos es lesivo, se hacen en la naturaleza y, además, la caminata nórdica desarrolla la musculatura de los brazos y la espalda que, según sigan pasando los años, van a sufrir mucho si no se trabajan.

- **Nadar:** muy recomendable como suplemento a la carrera y al andar. Desarrolla mucho el sistema respiratorio y circulatorio, pero tiene algo menos de efecto sobre la ayuda a mantener la densidad ósea.

- **Deportes con salto:** simplemente saltar a la comba a diario puede prevenir una gran cantidad de problemas asociados a la pérdida de densidad ósea en el cuello del fémur.
- **Fuerza:** esta es una actividad que, por múltiples causas, no suele gustar. Se entrena en un lugar cerrado, aburrido, monótono, y además se tiene la idea, equivocada, de que aumenta la masa muscular. Nada más allá de la realidad, pues una rutina de trabajo bien llevada no provocará este efecto. La fuerza es fundamental para la salud de la mujer. Cuando hablamos de fuerza, no nos referimos a todas esas actividades que hay en los gimnasios que tienen un componente de fuerza. Se trata de ir a la sala de pesas y trabajar con cargas altas. Es la única manera de que la musculatura ayude a los huesos a mantenerse fuertes. La esclerostina evita que el calcio se fije en los huesos y, con el trabajo de fuerza, disminuye su acción y además se estimulan otras sustancias que ayudan a que crezca el músculo; es decir, a mantener densidad ósea. Al principio, y hasta que se dominen los ejercicios de fuerza, se deberían hacer con máquina, pero a medida que se vaya ganando seguridad, se debería evolucionar hacia el trabajo con peso libre, aunque no es imprescindible. El ejercicio de prensa de piernas con flexión de rodilla hasta 90 grados, no más, ayuda a la recalcificación del cuello del fémur.

En este apartado de fuerza no podemos olvidar el desarrollo de la musculatura abdominal. Esta es fundamental para evitar dolores de zona lumbar, mantener una buena

postura y fortalecer el suelo pélvico. De esta forma podemos evitar la incontinencia urinaria relacionada con la pérdida de tono en el suelo pélvico tan típica de la menopausia.

Se debería incluir el pilates para prevenir problemas posturales, muy importantes para evitar la deformación de las vértebras como consecuencia de una postura incorrecta de la espalda. También el yoga ayudará a mantener los músculos flexibles y quizá también la mente.

Lo mejor es combinar varias actividades y realizar una hora de ejercicio un mínimo de cuatro días a la semana, aunque lo ideal sería seis días, pues conviene dejar uno para descansar.

Por supuesto, estos planes de trabajo deben estar llevados por profesionales. Hacer ejercicio es bueno toda la vida, pero en esta nueva etapa es imprescindible para mantener la calidad de vida futura y tener una vejez feliz e independiente.

Osteoporosis

La osteoporosis es la consecuencia de la pérdida de contenido mineral óseo y un deterioro de tejido óseo microestructural que provoca un aumento del riesgo de fracturas. En las mujeres esta pérdida de densidad ósea se ve incrementada drásticamente a partir de la menopausia debido a la pérdida del estrógeno. Como está demostrado, **aquellas mujeres que practican ejercicio desde jóvenes, en la edad madura**

mantienen unos niveles mayores de densidad ósea. También se ha demostrado que un grupo de mantenimiento físico presenta mejores valores de densidad que un grupo de control pasivo. Es decir, que, aunque el ejercicio no sea intenso, es mejor hacerlo que no hacer nada.[96]

Otro de los factores que previene el ejercicio es **evitar las caídas.** En 2002 se desarrolló un programa de actividad física de doce semanas y se vio que mejoraba el equilibrio en mujeres menopáusicas, ya que hacía más difícil que sufrieran una caída.[97]

Los planes de entrenamiento deben incluir **actividades de impacto**, pero adecuadas a las características de las mujeres que lo practiquen, de tal manera que en aquellas que presenten rasgos osteoporóticos se deben adecuar los niveles de impacto y de carga. Asimismo, se deben incluir **tareas de equilibrio** y **fortalecimiento abdominal** para ayudar a mantener la postura vertical.

Los beneficios de un programa de ejercicio físico de fuerza en la prevención de la osteoporosis son:

* Mayor calidad de vida
* Mejora de la capacidad funcional
* Aumento de la capacidad aeróbica
* Menor pérdida de densidad ósea
* Aumento de masa muscular

96. Sayeggh, 2013.
97. Carter y otros, 2002.

- Aumento del equilibrio y control postural
- Control del resto de los factores de riesgo

La osteoporosis es un proceso que se da con la edad debido a la bajada en la producción de estrógenos. Esto provoca una desmineralización del hueso, es decir, la propia osteoporosis en sí.

La actividad física moderada previene esta situación mediante dos procesos complementarios:

- Disminuye la producción de esclerostina, que es la hormona encargada de hacer que el calcio no se fije al hueso.
- Aumenta la producción de IGF-1, que hace incrementar la producción de hueso.

Lo que dicen los estudios sobre el deporte y la osteoporosis
Hay numerosos estudios que abordan la influencia de la actividad física y el entrenamiento sobre la osteoporosis y su relación a partir de la carga soportada, los años de práctica deportiva de alto rendimiento, la edad en que se comenzó a hacer ejercicio y las veces que haya desaparecido la regla durante el período de entrenamiento.[98]

- Numerosos estudios demuestran cómo aquellas mujeres que practican deporte desde jóvenes presentan mayor

---

98. Stillman y Massey, 1988; Rutherford y Mayer, 1988; Lane y Bevier, 1988; Wurt y Lally, 1988; y Grahn Kronhed y Möller, 1998.

densidad ósea en edades avanzadas: en 1983 se demostró que mujeres de más de 50 años que eran corredoras de maratón y media maratón desde nueve años antes presentaban una mayor densidad ósea en la zona lumbar que las que no lo habían practicado, y que aquellas que habían corrido en los últimos veinticinco años presentaban valores más altos de masa ósea en calcáneo, la zona lumbar, el fémur y el antebrazo.[99]

- En 1995 se estudiaron los niveles de fuerza de brazos y piernas en 106 mujeres entre los 44 y los 87 años, y se observó que los valores altos de fuerza en brazos correlacionaban positivamente con los niveles de densidad ósea en brazos, y las que presentaban valores más altos de fuerza en piernas se correlacionaban con mayor densidad en la zona femoral.[100]

- Son numerosos los estudios que demuestran la buena relación de mejora de la fuerza con la menor pérdida de densidad ósea. En muchos de ellos se comparan valores de ejercicios terrestres con ejercicios acuáticos, siendo siempre mayores los valores de densidad ósea en las primeras sobre las segundas, aunque estas últimas siempre presentan mejores resultados que la inactividad física.

- Otro aspecto importante es comparar la mineralización ósea de deportistas con problemas de amenorrea o con bajos niveles de índice de masa corporal (IMC): la densidad

99. Brewer, 1983.
100. Camels, P., y otros, 1995.

ósea en deportistas con estos problemas es menor que en las chicas no deportistas con las mismas características. Las deportistas con amenorrea tienen un 20 % menos de densidad ósea en la columna y se ha visto cómo las ciclistas tienen un 10 % menos en las piernas que el resto de las deportistas. Todo ello nos lleva a deducir que esta fragilidad de los huesos hace que sean más sensibles a las fracturas por estrés.[101]

- Sin embargo, otros estudios demuestran que las deportistas presentan mineralización superior a las no deportistas. También se vio que las remeras tenían un nivel más alto de densidad ósea en la columna, sin duda por la alta solicitación que se hace de esta zona.[102]

- Hay autores que relacionan las pérdidas de regla y la mala alimentación en gimnastas de rítmica y artística, así como en bailarinas, con pérdidas de mineralización ósea y masa magra viendo que, además, no se recupera con el paso del tiempo.

- En cambio, en deportistas que no han sufrido pérdida de regla, se ha visto que la práctica deportiva representa un claro beneficio sobre la mineralización de los huesos, zona lumbar y fémur, aunque, cuando se deja el deporte, este aumento se va perdiendo poco a poco.

- A través de un metanálisis, se ha establecido que, en cuanto a la pérdida de mineralización ósea, los mejores

---

101. López y Lucía, 1999.
102. Wolman, 1990.

resultados en mujeres posmenopáusicas se dan en los ejercicios realizados en el medio terrestre. Sin embargo, también se observa que aquellas mujeres que hacen ejercicio físico de mantenimiento en el agua tienen muchos mejores valores que las que no practican ningún tipo de ejercicio físico.[103]

- Se ha observado que la práctica del fútbol en mujeres posmenopáusicas produce un aumento de la densidad ósea en las piernas. Al compararlo con un grupo de natación, se demostró que, a pesar de hacer entrenamiento interválico de alta intensidad, el aumento de densidad ósea fue mucho menor.[104]

- En 2005 se estableció un programa de doce meses de entrenamiento de alto impacto consistente en cinco días a la semana: dos controlados y tres en casa. En dicho programa se incluía la realización de cincuenta saltos verticales seis días a la semana, y demostró ser efectivo en el mantenimiento de la densidad ósea de la zona lumbar y del cuello del fémur si se comenzaba antes de la menopausia, mientras que realizado por mujeres posmenopáusicas tenía menos efecto. Esta misma tendencia se observó con el entrenamiento de resistencia. Por tanto, sería una manera fácil y económica de prevenir los efectos posteriores de la menopausia.[105]

---

103. Simav, 2016.
104. Magni Mohr, 2015.
105. Vainionpaat, A., y otros, 2005.

- Por su parte, en 2017 se estableció un programa de seis semanas de entrenamiento con cargas ligeras, consistente en ocho series de tres repeticiones de media sentadilla bajando muy lento (3") y subiendo rápido (1"), y este demostró ser efectivo en mujeres mayores con inicio de sarcopenia, lo que supone una posibilidad de mejora en personas que no pueden acceder a programas de alta carga de trabajo.[106]

- La relación ejercicio físico y suplementación con vitamina D y proteína fue estudiada en 2018. El problema es que, con la pérdida de masa muscular, se genera menos tensión en el hueso y, por ello, es más rápida la pérdida de densidad ósea, lo que se convierte en un círculo vicioso que se rompe si, además de hacer ejercicio físico de fuerza, se suplementa con proteínas y vitamina.[107]

- También se demostró que la suplementación con creatina influía de manera positiva en el mantenimiento de la densidad ósea en un programa de entrenamiento de fuerza, haciendo que el fémur y la tibia mantuvieran su densidad y aumentara el grosor del fémur.[108]

- Un programa de entrenamiento diseñado y desarrollado por Raastad en 2015 consistió en quince semanas de entrenamiento de fuerza en el que las participantes empezaron realizando series de ocho a doce repeticiones de

---

106. Kanako Hamaguchi, 2017.
107. Por Agostini, D., y otros, 2018.
108. Chilibeck, 2014.

máximo y acabaron el protocolo con series de cuatro a ocho repeticiones máximas, tres sesiones a la semana en las que en dos se llegaba al fallo muscular, y la tercera —la segunda de cada semana— se trabajaba al 80-90 % de 1RM (máxima carga que se puede levantar en una sola repetición). Las sesiones primero tenían un calentamiento de quince minutos en elíptica, cinta, bici o remo, así que la duración total era de sesenta minutos. Tras este programa las participantes tuvieron un aumento del 154 % en fuerza de 1RM en *squat* (media sentadilla) y entre un 2,9 y un 4,9 % de aumento de densidad ósea en la zona lumbar y el cuello de fémur, respectivamente.

- Con todo, parece ser que más que la intensidad y la carga de la intervención del entrenamiento, los beneficios vienen dados por una intervención a largo plazo y no tanto en el aumento de la densidad, sino en una menor pérdida.[109]

- Los estudios intentan hacer un desarrollo mixto entre equilibrio y fortalecimiento, buscando la opción de mantener la densidad mineral ósea a través de tareas de fuerza y realizar ejercicios que mejoren el equilibrio para evitar las caídas.[110]

- De todas maneras, la conclusión parece ser que la mejor opción para aumentar la densidad ósea y mantenerla en el tiempo es la combinación de varias tareas diferentes:

109. Martínez, 2013.
110. Otero, 2017.

aeróbicas, fuerza y fuerza-resistencia, con lo que se llega a conseguir aumentos en la densitometría de entre un 0,7 y un 8,5 %, aunque hay que tener precaución con los datos de cada estudio debido a las diferentes metodologías utilizadas.[111]

Llegados aquí, y a modo de **resumen**, podemos subrayar que:

Hay suficiente evidencia científica para recomendar la práctica de ejercicio físico, ya que este:

- aminora los síntomas de la menopausia,
- previene los desajustes que se van a producir,
- sobre todo, mejora la calidad de vida, y
- evita los problemas cardiovasculares y de aumento de peso.

Los ejercicios recomendados deberán **combinar una adecuada carga de trabajo aeróbico y de fuerza**.

Otro tipo de actividades con más bajo impacto son necesarias para mejorar el estado de ánimo, como el **yoga**, el **pilates** y **bailes variados**, por ejemplo.

En cuanto a la **osteoporosis**, lo importante es **prevenirla antes de que se produzca la primera fractura**.

El ejercicio físico desempeña un papel fundamental y decisivo en ello.

111. Jung Eun Kim, 2016.

Las evidencias científicas son determinantes a la hora de recomendar **ejercicios de fuerza** que se deben realizar con **alta velocidad de ejecución, con sobrecarga suficiente para que la tensión muscular impida la pérdida de densidad ósea.**

Además, deberíamos plantear tareas de **fuerza combinadas con tareas de desarrollo aeróbico, preferiblemente con impacto: salto a la comba, carrera, salto...**

La natación y las actividades acuáticas no mejoran los niveles de densidad ósea, pero ayudan a mantenerlos, así que, ante la imposibilidad de otros ejercicios, la recomendación sería **nadar** y **hacer cincuenta saltos verticales al día**, en los que el propio salto debería ser explosivo, mientras que la bajada deberíamos hacerla lenta.

Este tipo de esfuerzo debe complementarse con **ejercicios que mejoren la propiocepción y el equilibrio para evitar el riesgo de caídas.**

En mujeres con inicio de sarcopenia, si el ejercicio se suplementa con **calcio, proteínas o creatina**, se minimizan mucho los efectos de esta dolencia. Pero siempre que se hagan los ejercicios propuestos y, por supuesto, bajo la supervisión del profesional adecuado.

MENOPAUSIA
última menstruación

SÍNDROME CLIMATÉRICO

ciclos acortados
(23-25 días)

ciclos más largos y distanciados
(acabando 2-3 ciclos/año)

1 año sin menstruación

2-5 años

Posibles síntomas de la menopausia y actividad física recomendada

adelanta la menopausia y la posibilidad de sufrir osteoporosis 4-5 años

irritabilidad

alteración del ciclo menstrual

tristeza · sudación nocturna

pérdidas de orina o sensación

cansancio · sofocos · insomnio

sequedad vaginal

↓ estrógenos

↑ posibilidad Accidente Cardio Vascular (ACV) — aumento de peso por acúmulo de grasa — modificación zona de acúmulo de grasa
Cadera → Cintura — debilidad ósea — dolor óseo errático — OSTEOPOROSIS

fracturas de muñeca, vértebras, cadera...

aumento del gasto calórico: reducción de peso y menor acumulación de grasa

EJERCICIO FÍSICO

previene y disminuye estos síntomas mejorando la salud de la mujer menopáusica

favorece el mantenimiento de la densidad ósea, lo que previene la aparición de OSTEOPOROSIS y futuras fracturas

previene problemas cardiovasculares reduciendo el riesgo de hipertensión arterial

la mejora del equilibrio reduce el riesgo de caídas

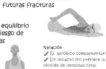

reduce la aparición de sofocos y ayuda a disminuir el insomnio

la producción de serotonina ("partícula de la felicidad") reduce los síntomas de depresión

Natación
✓ Ej. aeróbico complementario
✓ Sin impacto (no previene la pérdida de densidad ósea)
✓ Desarrolla el sistema respiratorio y circulatorio
✓ Fortalece tren superior, inferior y musculatura del core

Correr
✓ Ej. aeróbico; sistema cardiovascular y circulatorio reforzado
✓ Medio Natural (+ vit D)
✓ Fácil de programar y autorregular
✓ Impacto: mantiene niveles de densidad ósea de la Cadera

Andar (ritmo medio-alto)
✓ Ej. aeróbico baja intensidad, larga duración
✓ Medio Natural (+ vit D)
✓ Fácil de programar y autorregular
✓ En compañía Crea adherencia

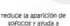

Caminata Nórdica
✓ Mismos beneficios que andar
✓ desarrollo de la musculatura del tren superior (brazos y espalda)

Entrenamiento de fuerza + Impacto
✓ Genera estrés músculo-esquelético para prevenir la pérdida de masa ósea
✓ Generalmente poca experiencia: Progresión de máquinas a peso libre

Pilates y Yoga
✓ Desarrolla la musculatura abdominal
✓ Mejora la higiene postural y movilidad articular
✓ Reduce el dolor de la zona lumbar
✓ Reduce estrés

Suelo pélvico
✓ Previene las pérdidas de orina
**Cap. 6

PAUTAS PARA LA ACTIVIDAD FÍSICA IMPORTANTES

· Crear adherencia
· 4-6 sesiones x 1h / semana
· Combinar varias actividades

· Combinar entrenamiento de fuerza + impacto con resistencia
Fuerza: 2 sesiones / 60-80% 1RM Rep explosivas
Impacto: caídas desde step 50cm, escaleras, comba

...pero, sin duda, la actividad física que mayor beneficios reporta y que nunca debería abandonar la mujer menopáusica es...
¡REÍR Y PASARLO BIEN!

Consejos para correr |

Qué debes hacer cuando quieres empezar a correr desde cero

Si no practicas otro deporte, seguro que tus inicios como corredora no están siendo fáciles. Todas y todos nos hemos enfrentado al primer día de salir a correr y no aguantar ni diez minutos, tras los cuales volvemos a casa con el pensamiento de que «esto no es para mí».

Pero… ¡buenas noticias! Esos días pasan y nos encontraremos en unas pocas semanas queriendo correr más y más.

Voy a darte unos consejos para que ese primer mes de despegue sea mucho más fácil y reduzcas tu «sufrimiento inicial» al mínimo:

Es muy importante que entiendas que *a correr no se empieza corriendo*, por lo que no te obsesiones con correr y correr: combina la carrera y el andar.

- Un error muy común es empezar a correr con **zapatillas que *no* son adecuadas**, tirando de las deportivas que tenemos en casa para ir a dar un paseo o para ir al gimnasio. Esto puede provocar *dolores de rodilla* y *varias lesiones típicas*.

  Da igual que sean más caras o más baratas, pero es imprescindible contar un par de buenas zapatillas de *running* y **solo usarlas para eso**. Encuentra tus zapatillas perfectas dejándote asesorar en una tienda especializada y huye de los consejos de tus amigas que, con la mejor intención, te recomendarán las que mejor les van a ellas, pero que no tienen por qué coincidir con tus necesidades.

- Andar y correr es la combinación ideal para ir cogiendo fondo poco a poco y disminuyendo el riesgo de lesiones. No te impacientes, intercalando correr y caminar también consigues los beneficios que conseguirías con una carrera continua, pero pudiendo hacer el ejercicio durante más tiempo y sin fatigarte. En pocas semanas, los minutos de andar se irán reduciendo progresivamente hasta que puedas estar veinte minutos seguidos corriendo, aunque sea a paso muy lento (ya te preocuparás, cuando llegue el momento, de la velocidad). Cuando quieras darte cuenta, ya estarás en condiciones de correr sin tanto esfuerzo y empezarás a disfrutar.

- Otro elemento importante que no debes saltarte son los **ejercicios de fuerza**: si tu cuerpo no está suficientemente tonificado, seguramente aparecerán las primeras descompensaciones pronto y te encontrarás con las malditas lesiones, así que elige tu lugar favorito (tu casa, el parque

o el gimnasio). Una rutina de 15 a 20 minutos puede ser suficiente al principio para mejorar la estabilidad de tus articulaciones y formar músculos mucho más preparados para la exigencia de la carrera.

Consejos sobre lesiones

Cómo prevenir las lesiones de la carrera
- Puede que aún no lo hayas sufrido, pero lesionarte cuando corres es una experiencia muy desagradable, aunque también una de las más habituales. Las lesiones se dan en todo tipo de corredoras, desde las más nuevas en este mundillo hasta las que ya llevan años calzándose las zapatillas cada mañana.
- Con frecuencia las lesiones aparecen por exceso de intensidad o de duración del entrenamiento o por no descansar lo suficiente entre entrenamientos. Hay que tener especial cuidado en los inicios, cuando la musculatura y, sobre todo, las articulaciones no están preparadas para la exigencia de la carrera. Por eso es importante que empieces por caminar-correr (CACO) y que seas constante con los ejercicios de tobillo y propiocepción, pues de esa manera proteges tobillos, rodilla y cadera.
- Cuando vayas a correr, empieza tranquila andando o trotando durante unos cinco minutos. Tómate los primeros minutos de carrera con más calma y ve aumentando poquito a poco la intensidad. Al terminar tu entrena-

miento, estira de manera ligera y especialmente aquella zona donde hayas notado más tensión. Si hoy has tenido molestias «raras», antes de hacer el siguiente entrenamiento asegúrate de que fue una molestia puntual. Si persiste, no esperes ni intentes acabar la sesión: consulta a un fisioterapeuta.

- No te olvides de descansar, y eso no es solo dormir por la noche. También es respetar la frecuencia de entrenamiento; en los días de descanso sin correr se asimila la carrera del día anterior. Al principio no corras todos los días.

- No dejes pasar la ocasión de entrenar tu fuerza tanto general como la que se dirige directamente a los músculos de tus pies, piernas y abdominales. Estos son tu seguro antilesión.

- Utiliza también sesiones de bici o carrera en el agua para mantener el estímulo y rebajar la posibilidad de tener lesiones.

- Ten cuidado con las fechas señaladas: inicio de año, verano, etcétera, ya que estarás muy motivada para hacer ejercicio y, por tanto, será más fácil que te lesiones. Por otro lado, en verano a todos nos gusta ir frescos, pero intenta no ir calzada con chanclas de meter los deditos. Durante los días de la ovulación e inicio de la regla, tus pies pierden el arco plantar y es posible que sufras una fascitis plantar. Intenta usar sandalias con un poquito de tacón y sujetas al tobillo.

- Por último, no olvides trabajar el *core*, la zona central del cuerpo. Con ello, además de la fuerza del abdominal también trabajas tu suelo pélvico.

Consejos de equipación

Cómo elegir un sujetador deportivo
Cuando empezamos en el mundo del *running*, parece que a los corredores solo les preocupa una cosa: zapatillas, zapatillas y zapatillas. Y sí, el calzado es lo más importante por lo que te debes preocupar, pero las mujeres, además, deben tener especial cuidado con la elección del sujetador que utilizarán en los entrenamientos de carrera.

Lo importante es la sujeción
La elección de sujetador es algo fundamental en la mujer, pero hay un 44 % de mujeres que no utilizan el adecuado. El pecho no está soportado por músculos, huesos ni otros elementos rígidos, sino por los ligamentos de Cooper, que, si se someten a mucha tensión, pueden ceder o llegar a romperse, lo que causa la caída del pecho incluso cuando este es pequeño. Una sujeción incorrecta puede, además, provocar pequeñas lesiones internas en el sistema muscular o hasta en el nervioso, y la muerte de pequeñas zonas de tejidos internos.

El sujetador también reduce las molestias generales al minimizar el rebote del pecho, evita los dolores de espalda en caso de bustos muy grandes y ayuda igualmente a mantener una correcta postura durante el entrenamiento.

Tipos de sujetador

Aunque hay muchas marcas y modelos, los sujetadores deportivos se clasifican según el tipo de sujeción y según el tamaño de tu pecho.

- Si nos fijamos en el **tipo de sujeción**, tendremos:
  —**Alto impacto**: para deportes que requieren movimientos bruscos, como *running*, tenis, aeróbic, baile... Estos sujetadores deben limitar al mínimo el movimiento del pecho durante la carrera, los saltos o los movimientos que se realizan. Tienen que tener tirantes gruesos y espalda tipo nadadora, de esta manera el peso del pecho es soportado por la musculatura de la espalda, no por la de los hombros.
  —**Impacto medio**: para actividades no tan exigentes, como *spinning*, patinar, ciclismo, caminar o hacer pesas. Proporcionan menor soporte que los de alto impacto, pero siguen teniendo unas tiras gruesas y ayudan a que el pecho se mantenga en su sitio.
  —**Bajo impacto**: son los usados para ejercicios en los que los movimientos son suaves y controlados, como el pilates y el yoga. Estos sujetadores están preparados para sujetar poco, pero proporcionan comodidad y flexibilidad. Suelen tener tirantes finos y regulables, y pueden parecer más un «top».

- Según el **tamaño del pecho**, pueden ser:
  —**De compresión**: para mujeres con pecho pequeño, de

copas A o B. Son modelos ajustados que comprimen el pecho contra el cuerpo.

—**De recogimiento**: para copas a partir de la C. Al ser un pecho más grande, comprimirlo hacia atrás solo provocaría molestias, así que cada pecho se envuelve y sujeta de forma independiente, pero sin apretar.

Resumiendo: ¿Cómo escoger el sujetador ideal?

1. El sujetador que elijas no debe apretarte. Si notas que la goma que rodea el torso te molesta o te corta la circulación, cuando estés corriendo, te rozará seguro. Tampoco deben ser más pequeños de lo que necesites. Aunque pienses que así sujetarán mejor, pueden causarte problemas cervicales y roces en los pezones.

2. Elige aquellos modelos que tengan las costuras bien acabadas, y huye de los que tengan varillas y tiras finas.

3. Debes fijarte en que el tejido sea transpirable y preferiblemente de secado rápido, para prevenir las irritaciones por humedad. Además, el relleno suele dificultar la transpiración, así que ¡evítalo!

4. No pasa nada por elegir un sujetador de mayor sujeción de la necesaria, siempre que sea cómodo.

5. Y lo más importante es que te lo pruebes antes de comprarlo y realices todos los movimientos que harás durante el deporte para comprobar que no te tira ni te roza cuando te mueves, y que sujeta lo suficiente el pecho (no debe botar).

Consejos para el pie

El pie es otra de las estructuras anatómicas afectadas por el hecho de ser mujer, y las causas son casi las mismas que en la rodilla, como ya hemos señalado, y es que la construcción anatómica del pie de la mujer es ligeramente diferente a la del hombre.

El tamaño, y por tanto la capacidad de apoyo, es menor, y, además, las variaciones de laxitud ligamentosa que se dan alrededor de la ovulación también afectan a los ligamentos del tobillo, lo que puede hacer que surjan esguinces sobre el exterior del tobillo en esos días. Esto hay que tenerlo en cuenta incluso para utilizar otras zapatillas de mayor control de la pisada y que den más sustento a la bóveda plantar.

Este pico de estrógeno y relaxina, los días previos a la ovulación, lleva consigo un aumento de la laxitud y el pie tiende a pronar, es decir, a apoyar hacia dentro y a perder el arco plantar.

Estar con el pie plano influye a su vez en la alineación de la rodilla, que tendrá más tendencia al valgo. Además, al perder el arco plantar, la tensión sobre la fascia aumenta, y si a eso le sumamos la tendencia a calzar «chanclas planas» de poca suela y blanda, la mayoría de las veces sin sujeción, lo que obliga a hacer garra con los dedos del pie, tenemos la tormenta perfecta para sufrir en algún momento fascitis plantar.

Las **zapatillas para mujeres** de manera general deberían tener en cuenta las siguientes diferencias:

- El pie y la zona del talón en la mujer son más estrechos que en los hombres.
- El empeine de la mujer suele ser más alto y el pie presenta mayor tendencia a la pronación. Por otro lado, la mayor anchura de la cadera hace que la pisada sea diferente en la mujer. Además, al tener menos peso, necesita menos amortiguación.

A todo ello se suma la **acción hormonal cíclica.**

- **Durante el embarazo**, la mayor secreción de relaxina afecta a toda la musculatura, la vuelve más laxa y hace que el pie se vuelva plano.
- **Después del embarazo** el calzado y la zapatilla de la mujer deben ser un aspecto primordial que tener en cuenta.
- **Una vez terminado el embarazo**, en la mayoría de las mujeres el pie no recupera su posición habitual al cien por cien, por lo que este queda con una ligera tendencia al valgo. Esto hará que sea más fácil que la mujer desarrolle un juanete, al obligar a la articulación del primer dedo a soportar más peso. Asimismo, este pie en valgo forzará más la fascia plantar y tensionará más la musculatura de la zona posterior de la pierna y, con mayor valgo de rodilla, la llevará a hacer que se sobrecargue más en la zona exterior, lo que dará lugar a una mayor predisposición al desgaste del cartílago (condromalacia) y a desgastes del menisco.

Para prevenir todo esto, es aconsejable que la mujer durante el embarazo y la posterior recuperación siga ha-

ciendo deporte, para que la musculatura del pie no se resienta tanto: hacer ejercicio descalza después del embarazo ayudará a fortalecer la musculatura intrínseca del pie.

Por todos estos motivos que hemos visto, **las zapatillas para mujer tienen que ser** *pensadas y desarrolladas para ellas* y **tener en cuenta todas estas especificidades.**

Han de tener presente **el tamaño** y **la horma**, ya que la sujeción, el mantenimiento del arco plantar y la corrección de la pisada en las diferentes fases del ciclo menstrual son diferentes.

Cuida tus pies

- La mejor hora para ir a comprar zapatillas es **al final del día**, porque los pies están más hinchados y nos hacemos una idea más aproximada de cómo nos quedarán mientras corremos.

- Las zapatillas deben tener un buen sistema de cordones que **ajusten completamente el pie**. Huye de las zapatillas atadas con gomas, a no ser que sea para competir en triatlón.

- En verano nos encanta llevar sandalias que solo van sujetas con el dedo gordo del pie, pero desde la ovulación a la siguiente regla tenemos un exceso de laxitud en los ligamentos y es recomendable usar **sandalias bien sujetas al pie o al tobillo** para *evitar lesiones de los tendones y los músculos del pie.*

- **Hidrata a diario tus pies por la noche** con cremas de urea o con componentes hidratantes y antifricciones, así

reducirás las ampollas y las rozaduras causadas por las zapatillas.

- **Córtate las uñas de los pies de forma recta**, sin redondear los bordes, y evitarás que al correr la uña crezca mal y se clave.
- Si te pintas las uñas con frecuencia, **déjalas descansar de vez en cuando** y revisa que su forma o su color sean normales; al correr a veces surge algún problema que los esmaltes no nos dejan ver a tiempo.
- Los pies son una zona muy sensible al sol, ya que suelen estar tapados durante la mayor parte del año. Cuando vayamos descalzas o con sandalias, tenemos que procurar aplicarles **protección solar** y reponerla cada cierto tiempo.
- No olvides **entrenar la fuerza de los tobillos** y **la musculatura de la planta del pie**, pues son los que te impulsan y soportan tu peso a diario. Fortalecerlos es la mejor manera de evitar lesiones.
- Si desgastas los zapatos por la parte interna del pie, es un indicativo de pisada con tendencia a causar **juanetes**.

Muchos de los problemas de espalda están provocados por la **forma que tiene el pie**, *plano* o *cavo*:

- Los pies planos generan problemas en la espalda. Además, los pies planos harán que tus rodillas tiendan a ir hacia dentro, valgo, y esto producirá problemas en ellas.
- Los pies cavos con mucho puente transmiten peor el impulso desde el suelo, por lo que es importante contar

con las zapatillas adecuadas. Y si son excesivamente cavos, pierden contacto en la pisada y pueden provocar problemas de circulación y retorno venoso.

Los **calcetines** que utilicemos para correr también son muy importantes: si elegimos los adecuados, de tejidos técnicos, fibras naturales, transpirables y sin costuras, nos ayudarán a que la sudoración no se acumule en los pies y disminuirán las rozaduras.

Hidratación

- Las mujeres utilizan mecanismos distintos para bajar la temperatura corporal en ejercicio en calor. Sudan menos y más lentamente, por lo que, si vas a correr o a hacer ejercicio *en verano*, es necesario que **aumentes tu ingesta de agua con sales y te refrigeres mojando el cuello, la cabeza, las muñecas y las ingles.**
- **El peso corporal varía a lo largo del ciclo menstrual** debido a la retención de líquidos, sobre todo en los días previos a la menstruación y a la ovulación. Por lo que deberás tenerlo en cuenta para establecer la mejor estrategia de hidratación.
- **La estrategia más sencilla para saber si nos hemos deshidratado** es a través del peso corporal: si hemos bajado menos de un 2 % con respecto a antes de salir a correr, es normal, pero hay que beber hasta recuperarlo en las horas posteriores; si la pérdida es superior al 3 %, significa que estamos muy deshidratadas.

- Es una buena idea hacerte un test para comprobar cuál es la composición de tu sudor y que de esa manera puedas establecer bien la adecuada composición en sales de lo que vas a ingerir, ya que no todo es sodio.
- **Alternar entre agua y bebida deportiva** es una buena opción para recuperar los electrolitos que perdemos en el entrenamiento sin gastar mucho dinero.

Estiramiento

Estirar es un ejercicio que se debe realizar **unos minutos** *después* **del entrenamiento para recuperar el tono muscular normal.** Si estiramos antes, haremos que nuestros músculos pierdan fuerza y estén menos preparados para el entrenamiento.

Cuando vayas a estirar, hazlo siempre unos minutos después de entrenar y **no fuerces demasiado las posturas.**

El objetivo *no* **es mejorar la flexibilidad**, sino **recuperar el tono normal de nuestros músculos**, así que si estiramos demasiado fuerte, podemos provocarnos una lesión.

Los días antes de la ovulación segregamos hormonas que aumentan nuestra elasticidad. Esos días es mejor **no realizar ejercicios de flexibilidad** porque ya la tendremos al máximo.

La musculatura que más se carga con la carrera es toda la *parte posterior de la pierna*, así que **no hay que olvidarse de ella siempre que estiremos.**

Carreras

- **Para calentar antes de competir**, trota con calma unos 10 o 12 minutos tranquilamente, luego haz algunas aceleraciones de 60 metros y vuelve a trotar 5 minutos a mayor ritmo. Termina el calentamiento unos 10 minutos antes de la salida para que te dé tiempo a colocarte en posición y a cambiarte de ropa.
- **Si vas a correr en una competición y hace frío,** lleva algo que te proteja hasta la salida y de lo que te puedas desprender, como una camiseta de manga larga vieja.
- **Después de una carrera debemos cambiarnos de ropa completamente,** incluso la ropa interior, ya que, si se enfría el sudor pegado a nuestra piel, podemos resfriarnos o provocarnos una cistitis. No esperes a la ducha para ponerte ropa seca, hazlo lo antes posible e, insisto, también la ropa interior.

  Cambiarnos la ropa interior después de entrenar prevendrá que el frío causado por la ropa húmeda nos provoque una cistitis que, en el peor de los casos, puede causarnos una infección de riñón.
- **Estrenar algo el día de la competición** es la **PEOR IDEA** que puedes tener. Todo lo que llevemos tiene que estar ya amoldado a nuestra forma de correr para que solo tengamos que concentrarnos en la competición.

Si tus zapatillas están en las últimas y tienes que comprarte otras para la competición, corre con las nuevas dos o tres carreras cortas antes de la carrera, para que vayan amoldándose y que no te den problemas de rozaduras en la carrera.

- **La alimentación previa a una carrera** es toda una ciencia:
  - —No pruebes nada nuevo antes o durante la competición, por si te sienta mal.
  - —No comas alimentos integrales, pues ayudarán a que puedas sufrir una diarrea de esfuerzo.
  - —Unas 48 horas antes de la carrera, evita las hojas verdes crudas y las bebidas carbónicas, ya que pueden provocar flato.
- **La semana previa a una carrera, por la noche,** hidrátate los pies con una crema que contenga urea al 20 %, te servirá para **evitar las ampollas.**
- **Si después de la carrera apareciera una ampolla,** lo mejor es pincharla, vaciarla y aplicar un antiséptico para que no se infecte. Lo más importante es no quitar la piel que la cubre para no empeorarla.
- **La semana de la competición** tienes que hacer un entrenamiento más ligero: baja el volumen o la intensidad de la carrera, y no hagas ejercicios de fuerza, de técnica o estiramientos. Te ayudará a no llegar fatigada a la carrera.
- **Si la carrera es el domingo,** el miércoles es recomendable hacer un entrenamiento breve, pero a mayor intensidad que el ritmo de la competición para estimular el sistema nervioso.

- **Las últimas 72 horas antes de una carrera** descansa, no hagas ningún entrenamiento para llegar con las pilas cargadas a la competición.
- **El día siguiente a la carrera** puedes hacer un entrenamiento suave con ejercicios sin impacto. Por ejemplo, la bici, la natación o los ejercicios de fuerza son los más recomendables para ese día.
- **Los días posteriores a la carrera** tómatelos con calma. Puedes cogerte los tres primeros días para hacer un ejercicio suave sin impacto y descansar, y a partir del cuarto día empezar a hacer entrenamientos de carrera que no superen los 40 minutos e ir incrementando el tiempo.

Consejos para la menopausia

1. En España la edad media de inicio de la menopausia son los 50 años.
2. Si notas que tus ciclos están sufriendo variaciones, se acortan o se alargan, debes ir a tu ginecólogo.
3. Uno de los síntomas más llamativos son los «sofocos»; si los sufres, recuerda descansar y refrescarte.
4. Si estás haciendo deporte y tienes un «sofoco», párate, refréscate y descansa.
5. Es normal que por las noches pases calor, intenta relajarte y mantenerte fresca, y abanícate.
6. Si tienes más de uno de estos síntomas, deberías visitar a tu ginecólogo. Te puede ayudar.

7. Puede que lleves una temporada teniendo dolores variados en articulaciones, músculos, etcétera. Es normal.

8. Una de las causas de llegar a la menopausia es la desaparición del estrógeno, que regula muchas funciones de tu organismo, como el carácter, favorece la formación de hueso y la distribución de grasa en tu cuerpo.

9. Todo tiene solución si haces ejercicio físico, ya que contrarrestas los efectos de la pérdida del estrógeno.

10. Zumba y actividades similares te ayudarán a superar los estados de ánimo bajos.

11. La carrera, la bici, andar y nadar te ayudarán a prevenir los problemas cardiovasculares que se dan en esta fase como consecuencia de la pérdida del estrógeno y también a perder peso y conseguir que no acumules grasa en el abdomen.

12. Los trabajos de fuerza en el gimnasio con máquinas y pesas son un arma fundamental que tienes para prevenir la pérdida de masa ósea. NO LO DEJES. Si no puedes ir al gimnasio, salta a la comba y baja escaleras.

13. Todo el programa de ejercicio debe estar bajo la supervisión de personal cualificado.

14. La marcha nórdica te ayudará a mantener el peso y a fortalecer espalda y brazos.

15. Tu salud futura depende de que vayas al gimnasio a hacer fuerza con pesas y máquinas al menos dos días a la semana.

Embarazo

Durante el embarazo puedes seguir practicando deporte, pero con algunas precauciones: la primera es que, si hasta que te quedaste embarazada no hacías deporte, no es el momento de empezar a practicarlo, solo deberías plantearte hacer yoga, pilates y nadar un poco, pero siempre con la supervisión de un técnico y bajo supervisión también, y por supuesto, de tu ginecólogo.

Ahora bien, si antes de tu embarazo ya practicabas deporte de manera habitual, entonces debes seguir realizándolo: pon en contacto a tu ginecólogo y a tu entrenador para que puedan establecer los límites precisos basándose en las particularidades de tu embarazo y ¡a ello!

Para realizar actividad física en el embarazo, vamos a dividirlo por trimestres.

Pero antes, tres consideraciones previas:

1. Desde el momento en que te enteras de que estás embarazada, debes dejar de pensar en competir.
2. Tienes que hidratarte más de lo normal durante tus sesiones de entrenamiento; antes podías ir a rodar 40 minutos sin beber nada, pero ahora no.
3. Debes respetar la norma de no pasar del 80 % de tu frecuencia cardíaca máxima, es decir, que si lo máximo que has visto en tu pulsómetro son 180 pulsaciones, en los próximos nueve meses no deberías sobrepasar nunca las 145-150 pulsaciones.

Pero, a pesar de estas prevenciones, ¡¡¡no dejes de hacer deporte!!! Piensa que hacerlo te va a permitir después del parto volver antes a tu peso normal, que no vas a coger tanto peso tanto durante el embarazo, y también que estarás previniendo la diabetes y la hipertensión gestacional.

Y ahora, vamos a por los trimestres:

1.er trimestre

Es el de mayor riesgo para el feto, por lo que, si existe algún peligro, tendremos que dejar de practicar deporte. Si el riesgo es bajo, podemos hacer todo aquello que nos indique el ginecólogo, a veces incluso correr, pero principalmente podrás nadar, hacer elíptica, ciclismo… Si te gusta hacer fuerza, puedes hacerlo, pero con poco peso y sin retención de la respiración. Utiliza el estiramiento para relajarte, no busques demasiada movilidad articular.

2.º trimestre

En este período es en el que más vas a poder trabajar. Tenemos que retirar la carrera porque el volumen de tu abdomen te va a entorpecer la acción de correr y debemos quitar la bici, porque no nos podemos arriesgar a una caída. Sigue con la elíptica, la natación y la fuerza, pero con poca carga y nunca manteniendo mucho tiempo la tensión. Concéntrate en la respiración. Ten cuidado con dos cosas muy importantes: no permanecer mucho tiempo tendida bocarriba, porque el feto presionará la vena y la arteria que pasan por

la cadera y eso puede provocarte molestias en la circulación sanguínea —a esto se le denomina «síndrome de la vena cava»—, y utiliza el estiramiento para relajarte, no busques demasiada movilidad articular.

3.er trimestre

Ya estás a punto. Cada día estarás un poco más pesada y cansada, pero se puede mantener la actividad física, salvo prescripción contraria de tu médico, hasta casi quince días antes de dar a luz (antes consúltalo con tu médico y háblalo con tu entrenador). En este tercer trimestre lo fundamental es la natación, algo de elíptica y estirar. Al igual que en el trimestre anterior, no deberías hacer ejercicio en posición tumbada bocarriba.

Ya está aquí

El bebé ya está contigo y has dado a luz. Ahora, sin prisa, así que, cuando te hayas recuperado, empieza a pensar en recuperar la forma deportiva: lo primero que tienes que hacer es fortalecer tu suelo pélvico. Con los abdominales no debes apresurarte, ya que después del parto la pared abdominal se ha distendido y, si empiezas a trabajar antes de tiempo, puedes provocarte una lesión que se denomina «diástasis abdominal».

La progresión debería ser:

- Fortalecer suelo pélvico mediante ejercicios de Kegel.
- Trabajo abdominal hipopresivo.
- Fortalecer el suelo pélvico mediante ayudas mecánicas, bolas chinas y similares. (Existen muchos modelos en el mercado y un buen fisioterapeuta especializado en suelo pélvico puede hacerte una progresión de entrenamiento con ellos).
- Nadar.
- Caminata nórdica.
- Carrera en elíptica.
- Hacer bici estática o carretera o BTT. Para empezar a hacer ciclismo, consulta antes con tu médico.
- Carrera, pero antes de ponerte a correr como una loca y pensar en volver a tus marcas, si las tenías, recuerda que a correr no se empieza corriendo, se empieza fortaleciendo el pie y haciendo propiocepción, y después de tanto tiempo se comienza corriendo y andando en la misma sesión.

Consejos de entrenamiento para todas las mujeres

Tu cuerpo tiene unas características diferentes al de los hombres, tanto anatómica como fisiológicamente; por tanto, tus entrenamientos también tienen que ser diferentes. ¿Cuáles son las diferencias principales?:

1. **Tu corazón es más pequeño,** por lo que tiene una frecuencia cardíaca más alta, así que, cuando veas una tabla general en la que se recomienda correr a un determinado

pulso, lo más habitual es que esa tabla esté pensada para un hombre, por lo que tendrás que sumarle unos 5 latidos más. O sea, que si la recomendación es 45 minutos de rodaje a 150 ppm (pulsaciones por minuto), tú deberías hacerlo a 155 ppm.

2. **La forma de tus caderas es distinta a la de los hombres, es más ancha**, y esto hace que tu fémur tenga un ángulo distinto en la articulación de la rodilla con el peroné y la tibia. Por ello tu ligamento cruzado anterior (LCA) soporta mayor tensión, por lo que tu rodilla necesita un poco más de trabajo de fuerza y propiocepción para evitar lesiones. Se trata, en suma, de ejercicios en los que el sistema nervioso debe esforzarse para mantener el equilibrio, como estar de pie, pero solo sobre un pie; luego hacer el mismo ejercicio con los ojos cerrados; de pie sobre un elemento inestable, *bosu* o plato, y siempre descalza.

   Además, durante algunos días de tu ciclo menstrual, al generar una hormona que se llama «relaxina», esta hace que tengas más posibilidades de lesionarte en la rodilla.

3. Ya sé que no te gusta, pero **tienes que entrenar la fuerza en el gimnasio**. Si nos fijamos en el rendimiento de las mujeres, el estímulo de cargas altas más del 70 % de 1RM estimula la producción de testosterona, y eso hace que asimiles mejor las cargas de entrenamiento y mejores tus marcas; pero si hablamos de salud, debes tener en cuenta que, **cada vez que haces fuerza, estás alejando de ti el fantasma de la osteoporosis a partir de los 50 años.**

4. **Tu columna tiene una curvatura diferente a la de los hombres** porque está preparada para el embarazo, y eso hace que necesite un trabajo diferente del abdominal y de la musculatura paravertebral.

5. **El suelo pélvico** es una parte fundamental de tu anatomía, y es necesario que lo fortalezcas lo mejor posible, no solo después del embarazo. Un suelo pélvico fuerte antes de quedarte embarazada te asegura que, cuando dés a luz, podrás volver rápidamente a tus actividades normales sin tener que pensar en pérdidas de orina y dolores extras. Si eres corredora, tienes que fortalecerlo mediante ejercicios de Kegel, ayudas mecánicas —en la actualidad en el mercado hay muchos modelos que ayudan a fortalecer esta zona—, y, por último, mediante el fortalecimiento de los ejercicios de *core*. Además, deberías dejar de hacer a diario los ejercicios de abdominales clásicos, ya que, al comprimir las vísceras contra el suelo pélvico, pueden dañarlo.

Y, además de todo esto, tienes la regla. Pero como ya hemos visto, si la conoces, puedes usarla en tu beneficio para mejorar tu rendimiento y tus entrenamientos.

Vamos a ir por fases:

- **Días de prerregla (2):** tu carácter empieza a cambiar, tu metabolismo se ha activado, por eso tienes más hambre a todas horas, y retienes líquido, porque retienes más sodio en los tejidos. En estos días haz trabajo suave continuo e intenta comer alimentos que te ayuden a drenar y

eliminar líquidos. Ten cuidado si tienes una licencia federativa, porque los diuréticos son positivos en controles antidopaje.

- **Días de regla (4-6):** en estos días lo más importante es que cada día pierdes de 18 a 24 mg de hierro.

  Tu frecuencia cardíaca se altera, será entre 8 y 12 pulsaciones más alta en reposo, y te costará más llegar a tu máxima frecuencia cardíaca. En estos días yo te diría que descansaras y que hicieras poco ejercicio y de baja intensidad; no te preocupes, en la siguiente fase vas a entrenar mucho y bien. Además, en esta fase no hagas flexibilidad, pues tu organismo está generando una hormona llamada «relaxina» que precisamente facilita esta cualidad. Tu sistema inmunitario también está bajo en estos días, tenlo en cuenta para no ponerte enferma, y come y bebe alimentos que fortalezcan este sistema inmune.

- **Período entre regla y ovulación:** de 6 a 9 días dependiendo de la duración del ciclo. Es tu momento, aprovéchalo. Nada puede contigo. Las series, la fuerza la intensidad y el buen humor reinan en tu vida. Descansa poco y entrena mucho. En este período hay un continuo aumento de estrógeno, y eso te va a permitir entrenar a tope. Concentra en estos días todas tus sesiones fuertes y de mayor implicación en el gimnasio.

- **Ovulación:** 2 días. Descansa, estás un poco más «floja», tu frecuencia cardíaca se altera y tu sensación de cansancio es mayor. Haz tareas fáciles sin intensidad. Son tus mejores aliadas.

- **Ovulación a prerregla**: de 6 a 9 días, dependiendo de la duración del ciclo. En esta etapa puedes entrenar, pero menos que en la anterior de la regla a la ovulación. Puedes hacer volumen, pero cada vez menos intensidad; y te notarás algo más cansada. Aléjate del gimnasio, con hacer un día a la semana vas a mantener lo ganado en la etapa anterior. Haz sesiones largas de intensidad media y no te preocupes, que no vas a perder nada de lo ganado hace dos semanas.

Niñez: de 9 a 14 años

Las niñas, contrariamente a lo que se cree, son más fuertes, rápidas y resistentes que los niños de estas edades. No es raro que en el lapso que transcurre desde el final de una carrera popular hasta que se entregan las medallas se desarrolle una carrera para los hijos de los corredores, normalmente mixta, y en ella siempre podemos ver cómo en estas edades entran entre los cinco primeros puestos tres o cuatro niñas. Las niñas tienen que empezar a entrenar antes ciertas cualidades, ya que su organismo madura antes que el de los niños, y en esto tiene una total influencia la aparición de la regla, que regula la producción de hormona masculina, haciendo que una niña de 14 años tenga que entrenar como un niño de 16 en todos los aspectos, cargas y tipos de entrenamiento.

Prepara tu primera carrera

Si quieres empezar a correr, tu primera carrera no debe ser una maratón, ya que esta prueba no es para todos, aunque si quieres tener la experiencia, plantéatela a dos o tres años vista, para que la puedas disfrutar.

Año	1.ª carrera	2.ª carrera
1.er año	carrera de la mujer	10 000 m
2.º año	10 000 m	media maratón
3.er año	media maratón	maratón

En la siguiente tabla puedes ver la interpretación de las tablas de recomendación de entrenamiento.

Semana	Fase-ciclo	Capacidad
1.ª semana	folicular	alta
2.ª semana	ovulación	media-alta
3.ª semana	lutea	media-alta
4.ª semana	prerregla y regla	baja

Para todas las tablas de entrenamiento, «A» significa andar a buen ritmo, como cuando por la mañana tienes que ir deprisa a coger el autobús, no es pasear por la Gran Vía. Y «C» es que corras, sin determinar la intensidad. Piensa que queremos que acabes una carrera más o menos larga sin lesionarte y con una sonrisa. En otros apartados de este libro

podrás ver entrenamiento para bajar marcas y correr cada vez más deprisa. Por tanto, cuando ponemos «C», es que corras a un ritmo que te permita hablar con tu acompañante. Disfruta, no tienes marcas. Por último, todas las sesiones empiezan con un calentamiento de 5-10 minutos de andar de manera progresiva.

De 0 a 5000 m

La idea es que corras tu primera carrera de 5000 m (5K). La ideal es «la carrera de la mujer». Solo tienes que acostumbrarte a correr, nada más. No te preocupes de ritmos ni de series, solo coge el gusto a correr y no te lesiones. Para ello es imprescindible que hagas y mantengas el entrenamiento de fuerza. Todavía no vas a ir al gimnasio, no te preocupes ;-)), pero sí necesitas fortalecer tus pies y tu cintura.

Lunes	Martes	Miércoles	Jueves	Viernes	Sábado	Domingo
20' (2C2A)	FUE		20' (3C2A)	FUE	24' (4C2A)	
20' (3C1A)	FUE		20' (4C1A)	FUE	30' (4C2A)	
25' (4C1A)	FUE		25' (4C1A)	*	30' (5C1A)	
20' (3C2A)	*		30' (4C2A)	*		
25' (8C2A+4C1A)	FUE		30' (8C2A)	FUE	40' (8C2A+2x(4C1A))	
30' (10C3A+8C2A+6C1A)	FUE		30' (12C3A)	FUE	40' (8C2A)	
35' (15C5A15C)	FUE		35' (20C5A10C)	*	30' CC	
20' CC	*		30' CC	*		

Lunes	Martes	Miércoles	Jueves	Viernes	Sábado	Domingo
30' CC	FUE		30' CC	FUE	45' (20C5A20C)	
35' CC	FUE		20' CC	*	10' CC	Carrera de la Mujer

* Si no te puedes estar quieta, es el día ideal para hacer zumba, pilates, yoga...

De 5000 a 10 000 m

Enhorabuena, ya has completado tu primer 5000 m. Ahora lo más importante es ir cogiendo resistencia general, tanto de corazón como de cabeza, y tienes que seguir con los ejercicios de pie, cintura y propiocepción después de las sesiones de lunes y jueves o domingo. La semana de la regla solo la carrera. Pero tenemos que empezar a ir al gimnasio y a hacer circuitos de todos los ejercicios del cuerpo.

Lunes	Martes	Miércoles	Jueves	Viernes	Sábado	Domingo
30' CC	FUE		30' CC	FUE	60' (8C2A)	
30' CC	FUE		30' CC con 4x100 pro	FUE	60' (12C3A)	
30' CC	FUE		30' CC con 6x100 pro	*	60' (15C5A)	
30' CC	*		30' CC	*		
40' CC	FUE		40'	FUE		
40' CC	FUE		45' con 8x30" rápidos/1.30 lento	FUE	60' con 8 cuestas de 30" las impares sube en progresión y las pares, rápido, bajas andando	

Consejos para correr

Lunes	Martes	Miércoles	Jueves	Viernes	Sábado	Domingo
45' CC	FUE		45' con 6x1' rápido' lento	*	60' con 8 cuestas de 40" 2 rápido 2 progresivas bajas andando	
40' CC	*		30' CC	*		
40' CC	FUE		45' con 4x2' rápido/3' lento	FUE	60' con 8 cuestas de 45" y 15" más en plano subes en progresión y los últimos 10" + el plano fuerte	
30' rodar cómoda	*		30' con 5 pro de 100 m	*		10.000 m

* Si no te puedes estar quieta, es el día ideal para hacer zumba, pilates, yoga...

Del 10 000 m a la media maratón (21,097 km)

La idea es seguir igual, pero ya hacemos sesiones de fuerza más intensas. La fuerza en las mujeres es imprescindible y tiene más beneficios asociados que en los hombres. Piensa que, cada vez que haces prensa de piernas, estás poniendo ladrillos en el cuello de tu fémur y estás previniendo la osteoporosis. Aunque te aburra, no lo olvides.

Mujeres en forma

Lunes	Martes	Miércoles	Jueves	Viernes	Sábado	Domingo
45' CC	FUE		45' CC	FUE	60' terreno muy variado	
45' CC	FUE		50' CC	FUE	70' terreno muy variado	
50' CC	FUE		50' con 20' haciendo 30" F1.30 Lento	*	60' con 8 cuestas de 30" las impares sube en progresión y las pares, rápido, bajas andando	
30' CC	*		30' CC	*		
50' CC	FUE		50' con 10 cuestas de 45" y 15" más en plano subes en progresión y los últimos 10" + el plano fuerte	FUE	80' con 20' haciendo 1›F1›L	
50' CC	FUE		50' con 8 cuestas de 40" subes fuerte y 3 bajas trotando y la 4.ª andando	FUE	90' con 30' haciendo 2›F2›L	
45' CC	FUE		45' con 6 cuestas haciendo subes 20" rápido bajas trotando 10", subes 10", bajas 5" trotando y subes 5". Bajas andando	*	75' rodar	
40' CC	*		40' CC	*		
50' CC	FUE		45' CON 3x5' Ritmo media (RM)/3' lento	FUE	75' rodar con 20' rápido en asfalto	
50' cómoda	FUE		60' con 2x8' (RM)/3'	FUE	80' rodar con 30' en asfalto	
45' CC	FUE		50' con 2x10' (RM)/5'	*	60' rodar con 20' en asfalto	
40' CC	*		40' CC	*		

Consejos para correr

Lunes	Martes	Miércoles	Jueves	Viernes	Sábado	Domingo
40' CC con 4x3'/3' rápidas			30' fácil		20' rodar	media

* Si no te puedes estar quieta, es el día ideal para hacer zumba, pilates, yoga...

De media maratón a maratón

Llegamos a la preparación específica de la maratón (42,195 km). La fuerza en gimnasio y general sigue siendo un pilar importante de tu preparación. La mayoría de las retiradas en maratón no son por fatiga del corazón, sino por fatiga y dolor muscular. Por eso es importante que mantengas las sesiones de fuerza. Sigue los días de rodaje corto, los lunes, haciendo los ejercicios de fuerza del pie, propiocepción, y los días de fuerza incluye los ejercicios posturales.

Lunes	Martes	Miércoles	Jueves	Viernes	Sábado	Domingo
45' CC	FUE		50' CC	FUE	60' terreno muy variado	
45' CC	FUE		50' CC	FUE	70' terreno muy variado	
50' CC	FUE		50' con 21' haciendo 1›F2'Lento	*	60' con 12 cuestas de 30". las impares sube en progresión y las pares, rápido, bajas andando	
30' CC	*		30' CC	*		
50' CC	FUE		60' con 8 cuestas de 1' las impares pro las pares fuerte	FUE	80' con 30' haciendo 1›F1›L 2›F1›L 3›F2›L	

Mujeres en forma

Lunes	Martes	Miércoles	Jueves	Viernes	Sábado	Domingo
50' CC	FUE		45' 8 veces (20 saltos a la comba + cuesta de 30" + 20 saltos a la comba) y bajas andando	FUE	90' con 30' haciendo 4›F2›L	
45' CC	FUE		50' con 12 cuestas de 45" subes fuerte y 3 bajas trotando y la 4.ª andando	*	80' rodar con 30' progresivo cada 10' en asfalto y acabar RM	
40' CC	*		40' CC	*		
50' CC	FUE		45' CON 4x6' Ritmo Maratón (RM)/3' LENTO	FUE		media maratón
FUE			60' con (8x30 comba + cuesta de 20" trotando hacia abajo)	FUE	90' rodar con 30' en asfalto progresivos	
50' CC	FUE		50' con 6x (30 comba + 4' rápidos) 2' lentos	*	75' con 20' en asfalto RM	
40' CC	*		40' CC	*		
40' CC con 2x6'/3' rápidas			30' fácil		20' rodar	maratón

F=Ritmo Maratón previsto; RM (Ritmo Maratón previsto).
* Si no te puedes estar quieta, es el día ideal para hacer zumba, pilates, yoga...

Agradecimientos |

Lo fácil seria agradecérselo a Julia y a Faustino, mis padres. Con su forma de ser y sin tener que decir nada, me demostraron desde pequeño que todos y todas éramos iguales. Gracias a los dos. Os echo de menos.

A todas las deportistas que me han permitido aprender, y en especial a Ana, quizá, quizá no, la mejor triatleta española hasta el momento. Con su empeño y confianza en mí, me ha permitido aplicar en el alto rendimiento todo lo aquí descrito, aún con la dificultad añadida de la convivencia. Gracias Ana.

A Irene y a Carmen que, sin preguntar, me habéis apoyado desde el inicio en esta aventura. Partimos juntos en el mismo barco, una con sus figuras y la otra con las infografías. Me hacéis sentir por un lado agradecido y por otro orgulloso de haber sido vuestro profe.

A las que ahora confiáis en mí para mejorar vuestra salud y rendimiento a través del ejercicio y el entrenamiento adaptado a vosotras. Maria, Maite, Laura, Marta, Elena, Irina, Adriana, Alicia, Olga, Ingrid, Carmen, Sofía… ¡Gracias!

A las que desde los medios de comunicación habéis confiado en mí para explicar todos estos aspectos. Laura Marta

Loriente, Elena Moro, Nerea Ruano, Alex Calabuig, Alberto Hernández. Gracias. A Cristina Mitre, que me abrió este camino de divulgación y, por supuesto, a Raquel Alcolea, sin la que seguramente esto no sería realidad.

A todas las compañeras y exalumnas que han superado al profe. Ana Belén Peinado, Rocío Cupeiro, Belén López Mazarías, María Peral, Blanca Romero, Guadalupe Garrido, Amelia Ferro, Esther Morencos, Mónica Hontoria, Adelina González, Mar Álvarez y Cristina Ramírez. Que, desde la ciencia, el debate diario y el cambio de impresiones, me habéis ayudado a crecer, a aprender de vosotras y a comprender mejor que la igualdad nos hace mejor a todas y a todos.

Y cómo no, al doctor José Luis Neyro Bilbao, magnífico ginecólogo y mejor persona que desde una paciencia infinita y desinteresada me ha enseñado casi todo lo que aquí se expone y me ha animado a seguir este camino.

Bibliografía |

Belanger, L.; Burt, D.; Callaghan, J.; Clifton, S., y Gleberzon, B. J. (2006). «Anterior cruciate ligament laxity related to the menstrual cycle: an updated systematic review of the literature», *Am J Sports Med*, mayo, vol.34, n.º 5, págs. 757-764. Epub: 25 de enero de 2006.

Cordero, Y., y Perales, M. (2012). «Can moderate physical exercise during pregnancy act as a factor in preventing Gestational Diabetes?», *International Journal of Sport Science*, vol. 27, n.º 5, págs. 3-19.

De Souza, M. J.; Nattiv, A.; Joy, E., *et al.* (2014). «Female Athlete Triad Coalition Consensus Statement on Treatment and Return to Play of the Female Athlete Triad», *Br J Sports Med*, vol. 48, pág. 289.

Fernández Ortega, J. A., y De Paz Fernández, J. A., (2016). «Efectos de un programa combinado de ejercicios de fuerza y aeróbicos de alta intensidad en pacientes supervivientes al cáncer de mama: estudio piloto», *Apunts: Medicina de l'Esport*, vol. 51, n.º 189, págs. 3-12.

Garber, C. E.; Blissme, B.; Deschenes, M. R.; Franklin, B. A.; Lamonte, M. J.; Lee, I. M.; Nieman, D. C., y Swain, D. P. (2011). «American College of Sports Medicine Position Stand. Quantity and quality of exercise for developing and maintai-

ning cardiorespiratory, musculoskeletal, and neuromotor fitness in apparently healthy adults: guidance for prescribing exercise». *Med Sci Sports Exerc*, vol. 43, págs. 1334-1359.

García, A., *El deporte femenino ese gran desconocido*, Universidad Carlos III. Págs. 117-139.

Hackney, A. (2016). *Sex Hormones, Exercise & Women*, Springer.

Konovalova, E. (2013). «El ciclo menstrual y el entrenamiento deportivo: una mirada al problema», *Revista de la Universidad de Ciencias Aplicadas y Ambientales*, vol. 16, n.º 2, págs. 293-302.

Lindén, A. (2014). «Physical activity for health after menopause», *Women and sport scientific report series*, publicado el 4.1.

López, B., y García, E., (2019). *Tu suelo pélvico en forma*, Arcopress.

Myllyaho, M. M., *et al.* (2018). «Contraceptivos orales y adaptaciones al entrenamiento en mujeres», *J Strength Cond Res*, 20 de junio; doi: 10.1519/JSC.0000000000002713.

Nieto Acevedo, R., y García Bataller, A. (2020), «How much exercise is optimums to reduce the symptoms of Premenstrual Syndrome? A cross- sectional study», *BMC Women's Health*.

Perales, M.; Calabria, I.; López, C., *et al.* (2016). «Regular Exercise Throughout Pregnancy Is Associated With a Shorter First Stage of Labor», *Am J Health Promot*, vol. 30, pág. 149.

Saucedo Rodrigo, P.; Abellán Alemán, J.; Gómez Jara, P.; Leal Hernández, M.; Ortega Toro, E.; Colado Sánchez, J. C., y Sainz de Baranda Andújar, P. (2009). «Effects of a Program of Physical Exercise on Quality of Life in the Menopausal Woman», *Medicina Familiar*, vol. 11, n.º 1, págs. 3-10.

Wikström-Frisén, *et al.* (2015). «Assessment of Musculoskeletal Strength and Levels of Fatigue during Different Phases of

Menstrual Cycle in Young Adults» *J Sports Med Phys Fitness*, 11 de noviembre.

Zurita Pérez Rebeca, «Diferencias significativas entre el hombre y la mujer deportista en cuanto a la capacidad de rendimiento deportivo». BASIC SCIENCES: IPE Symposium: Sex Differences ISSN 1988-6047 DEP. LEGAL: GR 2922/2007, n.º 17, abril de 2009.

Su opinión es importante.
En futuras ediciones, estaremos encantados
de recoger sus comentarios sobre este libro.

Por favor, háganoslos llegar a través de nuestra web:

www.plataformaeditorial.com

Para adquirir nuestros títulos,
consulte con su librero habitual.

«Ni en el corazón de los individuos
ni en las costumbres de las sociedades
habrá una paz duradera mientras la muerte
no quede fuera de la ley.»*
ALBERT CAMUS

«*I cannot live without books.*»
«No puedo vivir sin libros.»
THOMAS JEFFERSON

Desde 2013, Plataforma Editorial planta un árbol
por cada título publicado.

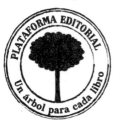

* Frase extraída de *Breviario de la dignidad humana* (Plataforma Editorial, 2013).